Analyse des pratiques d'Assistance Médicale à la Procréation

Les phénomènes de stérilité
au regard d'une infécondité de l'imaginaire

5-7, rue de l'Ecole polytechnique, 75005 Paris

http://www.librairieharmattan.com
diffusion.harmattan@wanadoo.fr
harmattan1@wanadoo.fr

ISBN : 978-2-296-13933-6
EAN : 9782296139336

Lina Fermon

Analyse des pratiques d'Assistance Médicale à la Procréation

Les phénomènes de stérilité au regard d'une infécondité de l'imaginaire

L'Harmattan

À Nathasha, Wladimir et Théophile.

Je remercie ceux qui m'ont apporté leur aide ou leurs encouragements pour que ce travail voie le jour :
Mme E.Baumfelder, M. X. Lecoutour, Mme T.Soulas,
Mme S.Gillet, M. J. Bernat, Mme M. François,
Mme M-N Lemesle, Mme Gabrielle Ruph,
Mme A. Fermon, M.M.Stosenbach, M.R.Canon.
L'équipe médicale qui a accueilli l'enquête de terrain
et les patients qui m'ont confié leur paroles.

Préface

Le problème de la stérilité a occupé pendant une quinzaine d'années, le centre de débats médiatiques à l'intention d'un large public.

La fécondation in vitro, les procréations médicalement assistées, la congélation d'embryons sont aujourd'hui connues et banalisées, alors que les enjeux fondamentaux qui sont mis en question par ces pratiques ne sont plus soulevés.

De nombreuses voix de sociologues, de psychanalystes, de juristes auxquels se sont parfois joints des médecins, ont livré de nombreux travaux sur les dangers et les risques à venir de la généralisation de telles pratiques. Elles sont aujourd'hui assourdies par un silence feutré.

Un éclaircissement sur des pans laissés dans l'ombre est présenté ici. Les réflexions et analyses qui sont proposées ont été élaborées à partir d'entretiens avec des couples, et avec des femmes venues exposer leur problème d'infertilité au médecin. Ont été aussi exploités les recueils d'échanges entre médecins et patients, lors de consultations médicales.

Ce présent ouvrage est donc illustré par les entretiens à partir desquels s'élabore l'analyse.

L'éclairage que nous souhaitons apporter met en corrélation ces pratiques de procréations médicalement assistées (A.M.P.) avec le contexte industriel qui est le nôtre.

Ces pratiques d'A.M.P. se sont mondialisées, tout comme le régime marchand, fleurissant sur un contexte de baisse de la fertilité généralisée.

Si de nombreuses causes sont évoquées pour l'expliquer (pesticides et autres), cette analyse privilégie une voie mettant en lumière les paramètres stérilisants de notre organisation scientifique et industrielle.

Transmise par les médias et associée au lobby pharmaceutique, la parole du corps médical a véhiculé un discours sur la stérilité qui a provoqué une angoisse précipitant des couples vers la consultation médicale.

Par ailleurs, notre mode industriel, inventant à l'âge moderne un concept du travail calculé sur du temps rentabilisé, pressurise les individus dans un espace temps de plus en plus rapide : le productivisme n'a plus de limite car la soif du profit est inextinguible, tout doit aller vite pour l'étancher.

Cette donne fondamentale de notre contexte industriel influe incontestablement sur notre fertilité car à travers elle c'est aussi de la maîtrise du temps corrélée à la domination de la nature dont il est question.

Elle atteint son paroxysme lorsque le contexte industriel et scientifique se déploie dans le champ médical faisant main basse sur le vivant : induite à la suite la fécondation in vitro, la congélation d'embryon signe la capture du temps alors que sont passés sous silence les enjeux généalogiques qui en découlent.

La congélation d'embryon provoque effroi et prosaïsme chez ceux qui y sont confrontés parce qu'elle est induite par la maîtrise du vivant, de la sexualité et du temps : négation du chaos de la vie et de la poésie, elle est porteuse d'une stérilité ontologique.

Elle est la facture de la faillite de la pensée occidentale face à laquelle la poésie, la référence à l'Autre structurant, l'éthique de la caresse, doivent être réintroduit pour que nous puissions nous réapproprier les modes de pensée, de production et de reproduction.

Introduction

Très médiatisés il y a quelques années, les débats autour des « couples stériles » et de l'assistance médicale à la procréation ont provoqué un « appel d'offre » incitant à venir consulter très rapidement après qu'une conception ait été souhaitée.

En examinant la complexité des termes apparemment simples de « couples stériles », l'impact de cet « appel d'offre » et les conséquences de la précocité du recours à la consultation, nous allons démontrer comment peuvent être générées des causes d'infertilité dans notre contexte industriel.

Nous analyserons tout d'abord un cortex que nous appelons « dispositif médico-scientifique ».

D'autre part, si la demande d'aide médicale est instruite des différentes techniques exposées médiatiquement, la démarche vers le cabinet médical est d'abord une demande de réassurance sur la fertilité, avant d'être une demande pour concevoir un enfant.

Par ailleurs, depuis la législation sur l'IVG et la contraception, les moyens d'empêcher la fertilité passent par le champ médical, ce qui a pu suggérer que ceux de la fertilité s'y trouvaient également.

L'on consulte donc un médecin pour faire un enfant et plus seulement pour ne pas en avoir ou pour une pathologie. Ceci a pour conséquence que la fertilité se trouve en lieu et place de la maladie, au cœur de la relation médecin-malade.

La nouvelle norme induite par le fonctionnement de l'appareil médico-scientifique conduit alors à aplatir la notion de désir sur celle de demande.

Le temps de la fertilité, symbolique, subjectif et personnel de chaque femme passe ainsi par le champ médical.

Si les femmes ont la possibilité de ne pas faire d'enfant lorsqu'elles ne le choisissent pas, ce n'est pas pour autant qu'elles ne le désirent pas.

Cette complexité semble émerger de façon morcelée. Ce phénomène peut être pris comme effet de la confusion entre désir et choix. Ce dernier, s'il signe une liberté, implique aussi une perte, un renoncement momentané qui est idéologiquement compensé par le fait que l'on peut en avoir « quand on veut ». Or, la combinatoire se resserre lorsque que le moment « où l'on en veut » arrive et que l'enfant ne vient pas tout de suite.

Pour les hommes, le désir d'enfant est inversement déplacé : auparavant, une grossesse survenait par le désir d'un homme pour une femme ; il est aujourd'hui dans le cadre de l'AMP, dirigé vers le désir d'enfant. Ainsi la sexualité traverse-elle également le champ médical. Si elle le devient tout au long du parcours, l'affirmation « nous voulons un enfant » n'est pas toujours formulée aussi clairement au début de la démarche.

La première consultation est donc une demande de réassurance sur ce qui dysfonctionne.

Ce qui est enjeu dans cette démarche vers le médecin est une question portant sur la dynamique de la fertilité ou de la force vitale, c'est-à-dire de faire un enfant un jour et pas forcément tout de suite.

Parce que la dynamique de la procréation traverse la dimension du symbolique, de l'imaginaire, s'inscrit ou non dans le réel d'un corps, elle porte un espace indicible, quelque chose de plus fort que soit qui nous échappe.

Évoquer le désir d'enfant ne va pas si simplement de soi ; quant à « la médecine du désir», c'est peut-être, une fois un rétablissement opéré, toucher à ce dont il est fondamentalement question : soigner un désir socialement malade, un souffle ontologique qui s'épuise.

Par ailleurs, le paramètre médiatique surenchérissant sur le « miracle » de la science est un biais non négligeable dans l'induction de l'adresse vers le champ médical.

En effet, 99% des couples interrogés ont été informés par les médias. Ce facteur a ainsi constitué un « appel d'offre ». Les couples y répondent très rapidement ; pour la plupart entre moins d'un an à un an. C'est ce que nous appelons le recours précoce à la consultation pour stérilité.

Ainsi se pose l'ambiguïté de la demande posée au médecin car elle se déploie sur les deux mêmes registres que l'offre médicale.

L'appareil médico-scientifique fonctionnant à la fois sur un plan thérapeutique depuis toujours, est en même temps traversé par le fonctionnement des lois du marché en proposant des techniques et des objets technologiques. La demande calquée sur l'offre médicale et adressée au médecin est donc une demande de savoir non formulée sur le fait de ne pas avoir d'enfant en même temps qu'une demande de technique dont les couples ont eu connaissance via les médias. C'est ce que nous appelons « la demande savante ».

Par l'offre médicale médiatisée, les patients sont donc à même de choisir de part leurs connaissances « un produit AMP » que le médecin va ou non accepter d'octroyer. Ceci induit une hiérarchie de valeurs des techniques. L'espoir et le transfert symbolique étant portés sur la plus sophistiquée et la plus lourde médicalement. Ce bouleversement de la place du « sujet supposé savoir » peut conduire les patients vers un sentiment d'égarement.

Un nouveau code sur le désir d'enfant se fabrique, alors que la question de la sexualité est éludée lors de la prise en charge dans le cadre de l'AMP, ce qui concourt à développer un fort sentiment de culpabilité chez les patients. Les femmes rencontrées, vivant l'état d'infertilité comme une faute, adoptent une conduite « jusqu'au-boutiste », rendue possible par le développement des techniques et ce qu'elles nomment « l'engrenage des tentatives » : les femmes sont parfois soulagées lorsqu'elles vont au bout des tentatives autorisées et sont en paix avec l'idée d'avoir tout tenté.

Ce sentiment se trouve parfois renforcé dans le cadre professionnel, surtout si la nécessité des soins implique de l'absentéisme. Ce choix difficile entre maternité et profession est présent ici de façon encore plus symptomatique.

L'annonce de l'infertilité masculine est d'avantage vécue comme un choc, une destitution subjective castratrice. Elle est souvent assimilée à une forme d'impuissance. Ce sentiment dans le cadre du don de sperme, implique un questionnement quant à « la vérité » sur la non paternité biologique. Ils s'interrogent sur le fait de le dire plus tard à l'enfant ou de garder le secret et réactualisent par là même la problématique de la fonction paternelle et du « pater incertus ».

Ces questions qui ont pour cause une problématique personnelle de l'histoire familiale impliquent aussi la conséquence de se confronter seuls aux fondements de l'institution familiale. La gestion des liens de filiation doit alors s'effectuer par chacun et renvoie à sa propre responsabilité.

L'aperception symbolique de père, de mère et de transmission de l'ordre de la filiation se fait pour chacun « naturellement », c'est-à-dire par un artefact complexe constitué d'un jeu de règles juridiques, de traditions et de dispositions inconscientes, lorsqu'une famille respecte l'ordre généalogique de succession et n'est donc pas dans l'inceste.

L'introduction de paramètres nouveaux dans l'institution familiale comme par exemple avec le don de sperme, bouleverse cet ordre. S'exprime alors la peur du rejet chez le patient de la part de son enfant s'il venait à connaître la vérité sur sa conception.

Par ailleurs dans le cadre de FIV avec le don de sperme, non pour stérilité tubaire mais pour « améliorer la fertilité du couple », les paroles de l'un et l'autre semblent évoquer un don mutuel. L'un parce qu'il renonce à partager une « parenté biologique » alors que sa femme éprouvera la joie de la maternité en son sein, l'autre parce que ce qui est subi dans son corps pourtant fertile est vécu comme un sacrifice ou un don pour partager le manque du conjoint. Les patients, face à ce manque de points de re-pères, doivent inventer pour réinjecter de la fonction paternelle.

C'est alors qu'intervient une sorte « d'appel aux mythes » présent dans le discours de nombreux couples et porteur d'efficacité symbolique pour restaurer la trame de transmission et la représentation du point originel.

Il se dessine par l'espace fondateur désigné par « les pères de la FIV », dénomination concernant les premiers médecins concepteurs de la technique.

Pour les patients interrogés, c'est un temps de restauration de l'espace du sacré significatif du questionnement sur l'origine.

Ce besoin de réhabilitation de l'inscription symbolique peut venir comme symptôme de l'absence de représentation de dynamique de la fertilité dans notre contexte industriel se pensant tout puissant et hors mythologie.

Or, le mythe présentifie des points de repères structurants auxquels s'identifier afin d'instaurer l'image du semblable en référence aux Pères Fondateurs, à l'Ancêtre, au Totem. Or, pour que fonctionne la généalogie qui est la force symbolique de la reproduction, il faut qu'elle inclue la représentation de l'Absolu, de l'Inaccessible.

Par ailleurs, le concept de temps vertical, c'est-à-dire ordonné dans une succession chronologique permettant la transmission des générations a manqué être bouleversé par l'invention de la congélation des embryons. La réduction à cinq ans de préservation a évité cette catastrophe.

Cet espace nouveau dans l'histoire de l'humanité est porteur autant d'enjeu pour tous que de fantasmes pour chacun. Ainsi des patients se représentent-ils les embryons congelés comme « leurs bébés », ont peur qu'ils souffrent et ne veulent pas les abandonner.

D'autres expriment la peur que leur enfant, si l'embryon était décongelé puis donné à un autre couple, « ne tombe amoureux de sa sœur » s'il venait incidemment à la rencontrer une fois adulte. Ce fantasme d'inceste, comme issu de tragédie grecque, fait émerger par là même les fondamentaux de l'humanité reposant sur l'interdit de l'inceste pour que l'ordre de la filiation et de la reproduction de l'espèce soient mis en œuvre.

C'est de même la question de la reproduction du semblable dans sa différence et son unicité dont il s'agit à travers le problème du clonage et qui soulève les questions fondamentales de la notion de conscience et de la définition de ce qu'est un être humain.

Elle se pose également plus ou moins consciemment mais douloureusement pour la réduction embryonnaire. Beaucoup de patients se demandent s'ils ont le droit de le faire.

Ces observations nous amènerons à examiner, dans un deuxième temps, qu'elles peuvent être les racines de notre mal en allant puiser dans notre contexte historique et culturel occidental.

C'est dans ce creuset que s'est développé le concept de domination de la nature à travers lequel la médecine moderne a pris son essor. Cette volonté de maîtrise a produit un discours clos, sans faille, sans métaphore du manque, induisant une confusion des points de repères structurants, un dé-tissage de la trame symbolique du lien social, une indifférenciation des sexes.

Nous démontrons ainsi que le code médical se développe à partir d'un discours médiatisé autour de « la stérilité ». Les définitions de cette dernière sont construites à partir de l'avance des techniques et non en référence au champ de la fécondité créatrice.

Ce codage n'est pas un langage permettant une symbolique mettant enjeu les rapports sociaux. Au contraire, il détisse le lien social qui se joue à travers l'institution familiale et du couple. Il n'est pas un langage structurant mais un système sans symbolisation et donc mortifère.

Il tend à s'ériger en tant que discours dominant de par sa spécificité scientifique, en approchant des questions fondamentales de la sexualité, de la reproduction de la vie, de sa frontière avec la mort. Or, il n'institue pas le vivant dans le langage, ce qui est la place du cadre juridique, mais cherche à le déloger en repoussant ses frontières et garde-fous.

Le discours médico-scientifique obture par des réponses codées le questionnement qui noue le symbolique, l'imaginaire et le réel qui est la source où l'humanité va puiser l'altérité pour rattacher la production de la vie à la reproduction du phénomène de pensée.

Ce discours de maîtrise, par sa volonté de capter l'ultime inaccessible, à savoir le temps, synonyme de sexuation, amène à une remise en cause de l'ordre généalogique de la transmission de la vie.

Cette infécondité conceptuelle, par la négation poétique de l'altérité, pourrait avoir induit une stérilité ontologique.

Par un détissage de l'ordre de la filiation, nous risquons de dériver vers une plate simplification de ce qui produit la vie, en cherchant à maîtriser la sexualité, le désir et le temps, captation qui clos le questionnement : les phénomènes de stérilités se développent à partir d'une infécondité de l'imaginaire.

Bouleversement de la dynamique sexuelle

La contraception

Le 4 Décembre 1974 est adoptée la loi qui autorise les mineurs à bénéficier de la contraception sans autorisation de leurs parents, complétant ainsi le dispositif de la loi Neuwirth de 1967 qui légalise la contraception en France.

Avant 1967, la contraception était placée sous l'égide de la loi de 1920 qui assimilait contraception et avortement et punissait d'un à six mois de prison « *quiconque aurait dans un but de propagande anticonceptionnelle écrit ou divulgué des procédés propres à prévenir la grossesse* ».

Les débats autour de la proposition de la loi Neuwirth assimilèrent alors parfois la contraception au risque de « *prostitution pour arrondir les fins de mois* » ou « *d'atteinte à la conscience de la fière virilité des hommes dont leurs femmes absorberont la pilule devenant un objet de volupté stérile* ».

Cette aperception de la contraception est inimaginable aujourd'hui, alors que nous ne concevons pas la sexualité sans contraception. Ces termes nous apparaissent totalement archaïques.

Pourtant, quelques décennies seulement séparent cette situation de la nôtre et il nous semble judicieux de nous interroger précisément sur le fait que cela paraisse pour la « génération pilule » et les suivantes si lointain.

Nous devons souligner l'opacité qui enveloppe notre regard sur la contraception, nous la faisant considérer comme une évidence.

Cet acquis qui nous a permis notre liberté d'aimer depuis l'adolescence déforme une réalité des femmes propre à elles depuis toujours jusqu'à la maîtrise de la contraception.

Il nous a fait oublier que sans contraception maîtrisée, la sexualité impliquait intrinsèquement la probabilité procréatrice, plate évidence que nous ne percevons pas toujours mais qui nous est brutalement et douloureusement rappelée par la demande d'interruption de grossesse.

Sans contraception, la probabilité procréatrice faisait de l'enfant le « trois » intrinsèque de la relation sexuelle.

En amont de l'offre de P.M.A., le champ médical est détenteur des moyens d'empêcher la fertilité, ce que nous nommons objets technologiques :

Ils sont à la fois matériaux chimiques donc produits du lobby pharmaceutique et de technologie médicale, conquête féminine des années 68-70 d'un projet de féminité sans fatalité procréative et position juridique d'une société qui accepte, contrainte ou non, d'octroyer cette liberté aux femmes.

La possession de l'objet contraceptif confère au médecin un pouvoir supplémentaire à celui de limiter le risque de mort lié à une pathologie mais aussi de limiter les risques de vie inopportune à un moment donné, voire à la supprimer lorsqu'elle est engagée.

Ce choix de société du combat des femmes et de ceux qui les ont soutenues implique le passage obligé par le champ médical signifiant contrôles, examens et prescription pour l'obtention du contraceptif ou de l'I.V.G.

Le fait que la médecine gynécologique contemporaine soit surmontée par le champ technico-industriel induit un déplacement dans les termes constituant la relation médecin/patient. Si l'on avait auparavant une relation triangulaire patient/maladie/médecin, on peut poser aujourd'hui le schéma patient/objet technologique/médecin. Le fait que le terme « objet technologique » soit en position de maladie dans ce schéma implique qu'une pathologie d'un type nouveau est induite : la fertilité transite par le champ médical : on s'adresse donc au médecin pour faire un enfant, comme on s'est adressé à lui pour empêcher sa venue.

La nouvelle norme induite par le fonctionnement de l'appareil médico-scientifique conduit alors à aplatir la notion de « désir » sur celle de la demande.

Le temps de la fertilité, symbolique, subjectif et personnel de chaque femme passe par le champ médical.

Par la contraception le trois est séparé ou distendu dans le temps, et il faut réinjecter un troisième terme pour donner l'enfant : il se fait par l'appel au champ médical où l'on vient « contrôler » l'état gynécologique pour faire un enfant, ou arrêter la pilule ou consulter très rapidement après l'arrêt de celle-ci.

L'ellipse de la sexualité

Nous parlons alors de « contraception » ou d' « A.M.P. » termes qui viennent comme des négatifs photographiques pour éluder ce dont il est réellement question : la sexualité.

La dynamique sexuelle bouleversée par l'acquis contraceptif implique une transformation de la notion de vie qui, dans l'exemple de l'acte de P.M.A., n'est plus sexuellement transmissible.

Ce désir d'enfant, noué dans la complexité de la sexualité féminine, se transforme en une revendication au « droit à l'enfant », comme un droit au travail ou à l'accès aux soins.

Du côté de ceux qui reçoivent la demande, ce désir d'enfant ou du moins de la demande entendue comme telle peut prendre un versant orthopédique : il y aurait un « bon » ou un « mauvais » désir d'enfant.

A propos d'une femme marchant de près vers la quarantaine, ayant déjà eu des enfants de son côté et souhaitant une nouvelle grossesse avec son second conjoint, le médecin me confiera :

« Elle veut donner un enfant à son homme, c'est évident. Je ne sais pas si c'est une très bonne indication. »

Mais que veut donner une femme à l'homme qu'elle aime sinon un enfant ? Cette dimension de la sexualité des femmes éclate au grand jour depuis qu'elles ont la possibilité de ne pas faire d'enfant lorsqu'elles ne le choisissent pas, ce n'est pas pour autant qu'elles ne le désirent pas.

Cette complexité semble émerger de façon morcelée. Ce phénomène peut être pris comme effet de la confusion entre désir et choix. Ce dernier qui signe une liberté implique aussi une perte, un renoncement momentané qui est idéologiquement compensé par le fait que l'on peut en fait « quand on veut ». Or, la combinatoire se resserre lorsque le moment « où l'on en veut » arrive et que l'enfant ne vient pas de suite.

Pour les hommes, le désir d'enfant est inversement déplacé : auparavant, une grossesse survenait par le désir d'un homme pour une femme ; il est aujourd'hui, dans le cadre P.M.A. dirigé vers le désir d'enfant par l'acte masturbatoire.

Ce dernier, stérile par définition et que l'on nomme « recueil du sperme » est pour certains patients un souvenir « horrible », certains refusant même de s'y plier :

« On a vu le premier gynécologue qui nous a expliqué le déroulement : "C'est vrai que c'est par masturbation, mais bon.... ça se passe dans des locaux agréables".

« On a vu ensuite un second médecin. On a refait les examens. Mon mari acceptait mal le spermogramme. Le médecin nous a dit : "C'est pas possible d'avoir une défaillance au moment ou Madame est ponctionnable. Il faut s'entraîner régulièrement pour être d'attaque le jour J."

« Mon mari a refusé. Le médecin a dit : "Si c 'est comme ça, on arrête tout. On ne peut pas perdre de temps avec des gens qui sont défaillants le jour de la ponction".

« Ça a été un rapport de force entre mon mari et le médecin. Le spermogramme est un souvenir horrible. (...) Il n'a accepté une nouvelle

série de tentatives de F.I.V. que parce qu'il y avait des embryons congelés. »

Nous supposons alors que c'est l'amour pour sa femme, faute de désir sexuel pour elle à ce moment là qui lui aura permis d'accepter.

Le recueil de sperme qui implique un acte de pure jouissance sexuelle donc de l'ordre de l'intimité, de ce qui ne se partage pas, même s'il n'est précisément pas douloureux ou compliqué, comme le recueil des ovocytes, prend néanmoins un caractère obscène dans la mesure où il est assimilé à un strict prélèvement, telle une prise de sang à heure fixe.

Déplacement du lieu de l'intime vers le champ médical alors qu'il n'est pas proposé systématiquement que les couples soient réunis pour le recueil du sperme. Il est déconseillé de l'apporter de l'extérieur pour raison d'hygiène.

Le regard médical est porté également vers l'intimité des rapports amoureux puisque des délais d'abstinence doivent être respectés.

Lors de la consultation médicale, une patiente apporte le résultat du spermogramme, mais il est peu probant car le recueil de sperme a été trop faible :

Le médecin : *« Il faut bien comprendre qu'il faut respecter les délais, sinon on ne pourra pas passer à la F.I.V. Il faut que ce soit fait sérieusement. Vous pouvez l'accompagner pour le recueil. »*

La patiente : *«Oui. d'accord,* dit-elle rougissant, *on n'avait pas pensé que c'était si important. On ne peut pas penser à tout. »*

D'autres patients rapportent la difficulté des relations sexuelles non spontanées :

« Les rapports à heures fixes se sont fait sentir dans l'intimité. On avait l'impression d'être des machines. »

« Le test post-coïtal est difficile, les rapports ne sont pas spontanés. »

Une des sages-femmes dont le travail de suivi médical est accru, ainsi que ses collègues, par un soutien psychologique très intense à l'égard des femmes, m'explique :

« Les patients se sentent culpabilisés. Ils n 'osent pas avoir de rapports sexuels et n'osent pas en parler. C'est nous qui leur disons qu 'ils peuvent en avoir. »

Nous assistons là à la construction d'un nouveau code sur le désir d'enfant et le désir sexuel.

Pour répondre à la demande de fertilité, le protocole médical barre la sexualité de la visée procréative en reproduisant le discours religieux codifiant les interdits mais ici avec une variante : la masturbation masculine devient obligatoire.

La sexualité transite par le champ médical. Il la découpe et la détisse : la sexualité implique désir et don mais aussi rapport au manque, à ce qui échappe. On ne peut pas plus garder les poussières d'Éternité d'une fraction de seconde que capturer le désir en le codifiant, ni le Temps pourtant emprisonné dans la congélation des embryons.

Cette dernière question portant sur la maîtrise du temps a des implications sur l'ordre généalogique et la filiation.

Si elle le devient au long du parcours, l'affirmation « nous voulons un enfant » n'est jamais formulée aussi clairement au début de la démarche.

La première consultation est une demande de réassurance sur ce qui dysfonctionne. Un premier exemple d'échange entre une femme et le médecin lors de la consultation médicale puis en entretien avec moi va illustrer notre propos.

Ici, la consultation médicale tourne autour du problème des règles revenant plusieurs fois par mois.

La teneur de l'entretien sera totalement différente de celui effectué avec moi juste après :

La patiente : *« Je reviens sur les règles, ça m'inquiète un peu. C'est dans la tête ? »* **Le médecin** : *« oui ».*

Il lui donne des dates par rapport à chaque cycle habituel :

« *C'est peut-être à cause du voyage que vous venez de faire* »

La patiente : *« J'ai toujours eu des problèmes cutanés avec mes règles, mais là... C'est peut- être hormonal »*

Le médecin *: « C'est peut-être un kyste. On va faire des examens. On aura le temps avant la F.I.V. »*

La patiente : *« Il faut que je vienne à chaque prise de sang ? C'est difficile, j'habite à 100 km. »*

Le médecin : *« On ne peut pas faire autrement »*

La patiente : *« Je vais m'arranger. Je préfère faire des kilomètres et être sûre de mettre toutes les chances de mon côté. »*

Ce discours « standardisé », qui ne dénote pas des autres entretiens pendant la consultation quant à la réponse de la patiente, est totalement différent de ce qu'elle va me dire quelques minutes plus tard :

La patiente : *« J'arrive à imaginer une vie sans enfants. J'en ai fait presque mon deuil »... « Ma grand-mère a été ménopausée très tôt. J'ai peur que ça m'ait chamboulée. Ma mère n 'aurait pas du me le dire. Elle me disait que je ressemblais à ma grand-mère.* "Attention, tu vas devenir comme elle" *me disait-elle. Mes règles sont irrégulières depuis un an. »* (Laps de temps qui correspond avec le début de recherche de grossesse)... « *Ce qui est difficile, c'est la bagarre entre les deux pôles : d'un côté, c'est miraculeux, mais de l'autre on n'a que 19% de chances de réussite »... « J'ai pris la pilule du lendemain une fois, après des rapports, il y a longtemps. Est-ce que ça ne serait pas dû à ça ? Est-ce que je me suis bloquée à ce moment là ? Et s'il y avait eu un enfant, si je l'avais gardé... C'est une période où j'ai repensé à ma mère et à ma grand-mère. A un moment, j'ai envisagé ce qui se passerait si je n'en avais pas et j'ai réfléchi sur le pourquoi en faire un »*

La dynamique de la fertilité

Ce qui est en jeu dans cette démarche vers le médecin est une question portant sur la dynamique de la fertilité ou encore une dynamique de vie, c'est à dire le fait de pouvoir faire un enfant un jour et non pas strictement au pied de la lettre, un enfant tout de suite.

Ainsi, dans ce deuxième exemple, nous apercevons que la dynamique de la fertilité ne se résout pas à l'enfant réel :

La patiente : *« J'ai commencé à penser à un enfant il y a dix ans. A l'époque, ça ne me semblait pas évident d'avoir des enfants. Je réfléchissais à en avoir ou non. Mais j'ai été étonnée qu'au bout d'un mois d'arrêt de la pilule il n'y ait pas de grossesse. Je me suis dit que c'était lié à l'équitation, à la bicyclette... J'avais des douleurs et j'avais vu un gynéco qui m'a dit* "Il n'y a rien, c'est psychologique" *et qui m'a donné un traitement pour stimuler l'ovulation. Puis, je me suis fait opérer pour une endométriose et un kyste. On m'a dit que la stimulation avait pu déclencher un kyste.*

J'ai vu un autre gynéco qui m'a dit que le taux d'hormone n'était pas parfait et qu'il fallait que j'aille voir une psychologue. Celle-ci m'a dit qu'elle ne voyait pas la raison de ma présence chez elle. »

Après une opération de microchirurgie et toujours pas de grossesse dans les années qui suivirent, elle entre en F.I.V.

Cette année-là est une période intensive de travail décisif pour sa carrière. Menant de front des déplacements sur Paris et le protocole de F.I.V., les deux entreprises sont couronnées de succès en même temps, mais la grossesse est difficile et elle doit s'arrêter de travailler :

« J'étais prête à tout pour garder mon enfant, même à abandonner mon travail, la grossesse primait. Après tout, j'avais fait mes preuves sur le plan professionnel »

Elle fait une nouvelle demande de F.I.V. Mais après l'échec de la troisième tentative, elle se dit que là c'était fini, qu'elle n'en aurait jamais un autre.

« J'avais fait mon deuil d'un autre enfant. »

Elle ne prend plus de contraception par la suite, puisqu'elle « était stérile ». Puis, quelques mois après, elle s'aperçoit tardivement de son retard de règles, elle est enceinte de deux mois.

« J'ai ressenti un énorme sentiment de fierté d'être enceinte. Ce bébé arrivait à point nommé par rapport aux problèmes de travail »... « Aujourd'hui, je prends la pilule. Je ne veux pas de ligature de trompes, même si je ne veux plus d'enfant. »

Fertilité et Féminité

La nature du malentendu que nous avons évoqué est un mauvais déchiffrage du symptôme qui n'est pas seulement le manque d'enfant réel, mais le sentiment d'infertilité

La fécondité est liée au désir et à la sexualité de façon complexe et c'est ici une représentation de la féminité qui est enjeu dans l'infertilité.

« Avec ma première fille, on est entré dans la normalité. Mais il y a de la jalousie quand même envers celles qui ont des enfants »

« Après deux grossesses extra-utérines, et malgré deux premiers enfants, une fausse couche à un mois et demi et après les tentatives de F.I.V., j'ai fait une dépression. Je ne me sentais plus une femme. C'est injuste que les autres femmes aient des enfants et pas moi. »

Un autre exemple illustre le combat d'une femme pour restaurer sa fécondité :

Le parcours de cette femme est synonyme d'une extraordinaire dynamique de vie qui s'exprime au travers des enfants qu'elle met au monde malgré des deuils et événements douloureux. Son désir de maternité pour ses derniers enfants après en avoir déjà porté cinq est le même que celui des femmes en début de parcours.

Sa première grossesse est le résultat de ce qu'elle appelle « un pari de Jeunesse », elle avait 19 ans. Son père lui fait choisir entre une institution pour fille-mère ou se marier. Elle met au monde des jumeaux dont l'un décède peu après de mort subite. Une petite fille naît ensuite. Un quatrième enfant décède de mort subite. Un cinquième enfant arrive.

Elle demande une ligature de trompe :

« En fait, J'ai toujours mes deux trompes mais j'ai demandé à être ligaturée ». Plus loin dans l'entretien, elle me dira : « On ne devrait jamais se faire ligaturer. »

Puis elle découvre une vie parallèle de son mari, liaison qui a donné un enfant. Elle divorce et rencontre quelque temps après, celui qui deviendra son actuel mari.

« Même s'il ne le disait pas, ça le gênait de ne pas avoir d'enfant. Par la suite, c'est devenu plus important pour moi. » ... « Après tout, je ne suis pas stérile. »

Elle va voir son gynécologue qui lui dit qu'il serait temps de se remettre à faire des enfants. On prend conscience ici du rôle du médecin dans la planification de la fécondité Elle est dirigée pour une F.I.V. après un échec de dé ligature.

« Il y avait une ambiance formidable là-bas. On a eu de la chance que ça marche la première fois. Mais je savais que ça marcherait, on m'avait prédit que j'aurais d'autres enfants. »

Elle met au monde ses sixième et septième enfant, des jumeaux.

Un malentendu

Comme en témoigne les exemples précédents, la dynamique de la procréation traverse la dimension du symbolique, de l'imaginaire, s'inscrit ou non dans le réel d'un corps, elle porte un espace indicible, quelque chose de « plus fort que soit » qui nous échappe.

Évoquer le « désir d'enfant » de façon évidente, est déjà une simplification.

Invoquer « la médecine du désir[1] » c'est peut-être, une fois un rétablissement opéré, toucher à ce dont il est fondamentalement question : soigner un désir socialement malade, un souffle ontologique qui s'épuise.

Or, se glisse à la base de la consultation chez le spécialiste de la stérilité un malentendu car l'objet de la consultation médicale est une question qui porte sur le pourquoi de l'infertilité et n'est pas d'emblée une demande d'aide médicale pour avoir un enfant. Ceci se pose, ou non dans un deuxième temps. La première démarche est une question non formulée qu'appelle une réponse qui peut être autre que médicalisée.

L'offre de Techniques de P.M.A.

Que recouvre cette notion de stérilité ?

C'est l'apparence axiomatique du terme qui soulève la problématique. Elle voile la réalité d'un champ très diversifié. A différentes situations où une absence de grossesse est l'expression d'une souffrance, on accole au mieux le terme d'infertilité, mais bien plus souvent celui de stérilité.

A l'origine, c'est à dire avant l'introduction des techniques de P.M.A., la stérilité désignait l'incapacité totale de procréer. C'est à dire qu'un couple est désigné comme stérile s'il est incapable de procréer dès sa formation et s'il demeure stérile jusqu'à la fin de sa période reproductive, qu'il ait ou non subi des traitements thérapeutiques ou palliatifs contre la stérilité.

Le taux d'infécondité constitue donc une évaluation abusive du taux de stérilité et ce taux est d'autant plus surestimé que :

---

1 Selon l'expression proposée par le gynécologue René Frydman, pionnier de la F.I.V. en France.

« Si la manifestation statistique évidente de la stérilité est l'absence de toute naissance vivante (...), réciproquement, l'absence de toute naissance vivante ne prouve pas que le couple était stérile. Dans les sociétés peu contraceptives, le biais est négligeable, mais dans les autres, il peut devenir important » [2].

C'est donc un euphémisme de souligner que dans nos sociétés contraceptives, la définition de la stérilité sur la base de l'absence d'enfant est biaisée.

« Qui n'a pas d'enfant est stérile » est l'adéquation formelle qui ressort de ces définitions et qui peut avoir des effets socio-pathogènes sur les individus.

Pourtant l'interprétation du taux de stérilité appliquée à 15% de couples aurait pu être nuancée par les résultats de l'enquête nationale [3] indiquant que :

♦ 18,6% des femmes non célibataires en âge de procréer ont déclaré avoir éprouvé des difficultés à concevoir un enfant ;

♦ 58% d'entre elles ont conçu dans les deux ans sans P.M.A. (soit 10,67% de la population globale) ;

♦ 21% d'entre elles conçoivent dans l'intervalle deux-quatre ans (soit 7,7% de la population globale) ;

♦ 21% d'entre elles concevront ou pas dans les quatre ans et au-delà (soit 7,7% de la population globale).

L'auteur de l'article aboutit donc à la conclusion que *« l'estimation maximale de la stérilité dans les pays développés devrait être de 5 à 6% des couples »*.

Cette lecture converge avec l'analyse extraite du terrain professionnel de la gynécologue Anne Cabau :

---

[2] Leridon - 1986

[3] Rapportée dans les *Colloques de l'INSERM* - 1981 et in *Population* – 1982.

« Si on définit la stérilité par l'impossibilité absolue de procréer en comptabilisant les couples qui. à 50 ans, n'ont pas réussi à avoir d'enfant, ce taux-là n'a pas changé depuis 20 ans. Il est toujours de 3%. Maintenant, si on considère le délai que s'octroie une femme pour faire un enfant, au-delà duquel elle s'estime "stérile" alors là, oui, le taux a augmenté. On avoisine les 15% de couples qui aujourd'hui consultent parce qu'ils n'arrivent pas à faire un enfant en temps voulu (2). Il y a quelques années, on disait qu'il fallait attendre à peu près deux ans. Maintenant, beaucoup d'articles médicaux parlent d'une seule année car c'est un délai nécessaire à 8 femmes sur 10 pour concevoir. »

Nous assistons donc à une construction de « la stérilité » à travers une production discursive par le champ médical qui interprète la demande de 15% de couples se présentant à la consultation médicale comme un constat de stérilité.

Ainsi, 1% des femmes ou couples rencontrés ont entendu parler de l'A.M.P. c'est à dire, la plupart du temps, inséminations artificielles et fécondation in vitro (F.I.V.) par des amis ou de la famille.

99% ont été informés par les médias et majoritairement la télévision. Ceci constitue ce que nous nommons un appel d'offre.

Le recours précoce

Les couples y répondent très rapidement, pour la plupart entre moins d'un an à un an. C'est ce que nous appelons le recours précoce. L'attente avant la première consultation est :

- < à 1 an pour 73% des couples ;
- < à 2 ans pour 19% des couples ;
- > à 3 ans pour 8% des couples.

Ce recours précoce à la consultation se traduit verbalement par un sentiment d'empressement quant à l'âge. Il est systématique chez les couples et n'est pas relativisé par l'âge réel mais est en rapport avec ce que beaucoup nomment « la barrière des 40 ans », norme médicale qui signe la baisse de l'activité ovulatoire mais aussi le risque de trisomie. Elle induit parfois des contradictions, résultats de la norme acquise et du temps subjectif et fertile de chaque femme :

« Vous êtes pressée par l'âge ? »

« Médicalement, oui. Autrement non. j'ai envie de profiter de la vie ».

« Je suis pressée parce que la limite est à 40 ans » (36 ans tous les deux).

« Ça commence. (Le parcours A.M.P. a commencé il y a 10 ans. Madame avait 18 ans. Elle en a aujourd'hui 31 et son mari 36). *La limite est à 40 ans. Il y a 34 ans de différence entre ma mère et moi. Elle a eu mon frère à 42 ans. »*

« On est pressés parce qu'on n'en veut pas qu'un et qu'il n'y ait pas trop de différences entre l'enfant et son père. Pour qu'il puisse jouer avec lui. » (Ils ont 28 et 34 ans).

« Je suis plus pressée par le nombre d'années d'attente que par l'âge. » (32 ans).

Cet empressement est accru par l'attente à voir les mois défiler, les règles revenir avec leur cortège de larmes et de déprime. Le temps leur file entre les doigts et les laisse impuissants qui fait capter goutte à goutte son écoulement dans une grande souffrance.

L'angoisse exprimée

Nous vérifions les effets de cette production discursive de stérilité par l'inquiétude exprimée par les femmes :

« Quand ça vient pas tout de suite, on se dit "ça y est, je suis stérile". »

« J'ai consulté six mois après l'arrêt de la pilule. J'ai vu une plaque de "spécialiste de la stérilité" et j'y suis allée. »

« Six mois après, j'ai eu peur de la stérilité. »

« Le premier gynéco a dit de ne pas s'affoler avant deux ans, mais j'étais trop inquiète pour attendre. J'ai demandé à faire des examens. »

L'effet stérilisant plane en amont de la première consultation médicale et inscrit d'emblée celle-ci dans un registre de réponse sur la stérilité.

La demande savante

Nous devons alors examiner l'ambiguïté de la demande posée au médecin car elle se déploie sur les deux mêmes registres que l'offre médicale :

L'appareil médico-scientifique fonctionne à la fois sur un plan thérapeutique depuis toujours, ce qui s'exprime dans le colloque singulier et en même temps est traversé par le fonctionnement des lois du marché industriel en proposant des techniques et des objets technologiques qui permettent d'empêcher la fertilité (I.V.G.. contraception) ou de la provoquer. Nous allons y revenir. Mais pour l'instant, nous notons que la demande, calquée sur l'offre médicale, et adressée au médecin est donc à la fois une demande de savoir non formulée sur le « pourquoi n'avons nous pas d'enfant ? », en même temps qu'une demande de technique dont les couples ont eu la connaissance via les médias. C'est ce que nous nommons la demande savante :

« On a consulté au bout d'un an. C'est par la télé que j'ai entendu parler des inséminations. C'est moi qui ai demandé à faire un spermogramme. »

Ceci s'exprime très clairement chez cette femme, inscrite en F.I.V. pour stérilité idiopathique :

Elle attend 1 an avant de consulter, inquiète. Le gynécologue lui dit qu'il ne faut pas s'inquiéter pour une seule année d'attente.

Mais elle n'est pas rassurée, elle revient six mois plus tard. Des cachets pour induire l'ovulation et des piqûres lui sont prescrits avant même de faire des investigations plus poussées. Sans résultat. Suivent six mois d'interruption.

« J'ai demandé à mon gynéco si c'était possible de passer à autre chose. Je pensais à la F.I.V. »

Elle consulte à l'hôpital, mais le médecin lui conseille des inséminations.

« Je n'avais pas beaucoup d'espoir. Je croyais plus à la F.I.V. »

Trois inséminations sans résultat. Elle consulte de nouveau à l'hôpital pour « reparler de la F.I.V. »

« On venait pour ça de toute façon. Et on est reparti dans le système. »

Lorsque la demande dépasse l'offre

L'exemple suivant montre que par l'offre médicale médiatisée, les patients sont à même de choisir de par leurs connaissances, un « produit p.m.a. » que le médecin va ou non accepter de vendre. Ce bouleversement de la place du sujet supposé savoir, ne peut conduire les patients que vers un sentiment d'angoisse et d'égarement.

M. et Mme G. arrivent fatigués et tristes à la consultation médicale.

Le Dr H. : *« Le résultat du test de migration est arrivé il y a peu de temps et nous n'avons pas eu le temps d'en discuter en équipe. Le résultat est malgré tout un peu faible. On va voir en équipe si on peut donner suite à une F.I.V.. Le test de migration donne des seuils. On va voir combien de spermatozoïdes on peut récupérer. On ne peut pas descendre en dessous d'un certain seuil. Il faut en moyenne 150 000 spermatozoïdes par éjaculât et là, on en a 50 000. C'est très aléatoire. Il faut voir avec la biologiste ».*

Mme G. : *« On a vu le Dr X. Il a dit que c'était assez faible et qu'il fallait essayer un test de migration. Il a dit que le dossier était passé en réunion. »*

Le Dr H. : *« Non, je n 'ai pas de nouvelles, on va voir. »*

Ils sont tristes et agacés. M. G. ne parle pas, Madame est dubitative.

Le Dr H. : *« On ne vous propose pas de choses qui n 'auront pas de résultat. »*

Mme G. : *« J'ai dans l'idée de consulter à Paris et à Nantes pour une micro- injection. Mais aussi de faire une F.I.V. ici en attendant les résultats de Paris. »*

Le Dr H. se renseigne par téléphone : *« On va voir le dossier pour une micro-injection. Si le dossier est nickel, O.K., mais faut pas non plus lui faire perdre ses chances par rapport au nombre de tentatives de la sécu. »*

Mme G. : *« Quel est le coût de la prise en charge de la F.I.V. ? »*

Le Dr H. : *« C'est pris en charge par la sécu. »*

Mme G. : *« On ne peut pas la financer nous même ? »*

Le Dr H. : *« Non. »*

Mme G. : *« Le test ne dit pas ce qui ne va pas »*

Le Dr H. : *« Non, mais il n 'est pas récent. Le spermatozoïde n 'évolue pas depuis 1 an et demi. Ça migre très mal. »*

Mme G. : *« Les taux de succès n 'ont pas augmenté ? C'est 17% ? »*

Le Dr H. : « *19%. Mais c'est un cas masculin. On ne raisonne pas comme ça. C'est différent d'un problème de trompe bouchée où dans 7% des cas seulement on n'a pas d'embryon. Dans le cas présent, on a 40% de risques de ne pas avoir d'embryon. »*

Mme G. : *« J'y crois pas ! »*

Le Dr H. : *« Mais si, si le sperme n'est pas fécondant, on n'aura pas d'embryon. La micro-injection donne une chance, mais ce n 'est pas miraculeux malgré tout. »*

Ils s'interrogent du regard, perplexes :

Mme G. : *« J'ai longtemps réfléchi, je suis partante. Qu'est-ce que tu en penses ? »*

Mr G. hausse les épaules, dans un geste de désespoir : *« Oui... »*

Le Dr H. : *« De toute façon, c'est aléatoire. Les techniques se développent, on peut avoir une réflexion différente, ne pas passer en F.I.V. classique. »*

M. G. : *« Quel est le délai ? »*

Le Dr H. : *« Mars - Avril »*

M. G. lève les yeux au ciel. La réponse à leur problème et leur angoisse est reportée de mois en mois.

Mme G. : *« On va voir le délai à Nantes. On a plus de famille là-bas qu'ici. »*

Le Dr H. : *« Je ne sais pas quel est le délai du Dr X. à Paris. Il n'est pas excessif. Mais c'est une technique lourde, ce n'est pas un comprimé d'aspirine. Mais si vous insistez, on va vous prendre en charge. »*

Mme G. : *« Je connais des femmes qui ont fait huit F.I.V. à Paris. »*

Le Dr H. : *« Dans les hôpitaux, on a le couperet de la sécu. C'était peut-être dans une clinique privée. De manière générale, il ne faut pas compter aller au-delà de ce qui est prévu. Vous me tenez au courant de votre décision. »*

Cette exigence de l'obtention de la technique F.I.V. (puis de la micro-injection, etc.) promise par l'offre médicale et présentée si souvent par les médias comme « miraculeuse », doit être, semble-t-il, entendue comme un appel au secours pour ne pas sombrer dans le désespoir.

Ce couple est arrivé laminé, en état d'échec. Il ressort sans une affirmation à laquelle se raccrocher avec plus de possibilités de choix à gérer (Paris ? Nantes ? Ici ?), sans aucune piste pour les guider.

Nous reviendrons sur cette question lorsque nous examinerons la prise en charge. Mais il était nécessaire de présenter cet exemple ici comme représentatif de ce qu'est l'ambiguïté de la demande savante et de la limitation de la réponse médicale.

Bouleversement des probabilités - Immobilisme des définitions et culpabilité

« La F.I.V., ça m'a un peu ôté la culpabilité d'être stérile » me dit une femme après le transfert d'embryon.

Cette phrase m'a frappée et je ne comprenais pas pourquoi cette femme parlait d'une *« culpabilité d'être stérile »* et non surtout de chagrin.

C'est ce que nous allons tenter d'aborder pour éclairer cette question de la culpabilité si présente dans le discours des patientes.

La conséquence de l'acquis contraceptif est que nous avons pu choisir de ne pas avoir des enfants de façon imposée, mais en revanche, nous l'avons développé plus haut, il n'est pas aussi systématique que nous puissions avoir un enfant dès que nous le choisissons. C'est le sens de la rapidité du recours à la consultation pour stérilité.

Or, avant que 1a contraception fut maîtrisée, les mots « femme » et « mère » étaient indissociables. Autrement, l'on parlait de femme stérile pour une femme mariée sans enfant ou de « vieille fille » selon l'expression populaire pour une femme non mariée n'ayant pas eu d'enfant. La contraception nous a donc permis de dissocier « femme » et « mère ». Cependant, nous n'avons pas dégagé de terminologie autre que celle en vigueur depuis toujours pour désigner une femme qui ne serait pas mère.

Nous restons donc malgré nous et malgré l'objet technologique conquis, des « femmes devant être mère un jour », sous peine « d'être stérile ».

Les exemples présentés jusqu'ici l'explicitent clairement : même si l'envie du maternage n'est pas si évidente que cela pour elles, elles « doivent » faire un enfant pour ne pas être une femme stérile.

D'autre part, la deuxième conséquence de la contraception a été la possibilité d'accéder à un statut professionnel à l'égal des hommes (moins les salaires...)

Ceci implique une identité sociale possible, nous pouvons être définies par notre statut professionnel mais ceci implique également que les années d'investissement dans une carrière professionnelle reportent vers 30-35 ans l'âge où les femmes pensent à la maternité. Elles approchent alors de la dite « barrière des 40 ans » qui produit un effet panique chez les femmes rencontrées.

Ainsi se trouve biaisé l'éventail des possibilités : il s'agit en fait de la maîtrise d'un non-choix momentané alors que le « quand je veux » ne va pas de soi.

Il faut souligner la propension des patientes qui, pour 95% des femmes interrogées, informent leur patron ou hiérarchie de leur démarche médicale pour être enceinte :

« J'ai été obligée de le mettre dans la confidence. Pour les inséminations, on était mobilisés 15 jours par mois. Le patron a cru que c'était pour changer de société. On s'est sentis obligé de lui dire. »

« Au début, ils étaient gentils. Ils sont au courant malgré tout, mais ça fini par être gênant, culpabilisant. C'est mal perçu, surtout si ça dure. »

« Ça a posé des problèmes à la direction, mais elle l'a bien pris. »

Femmes transparentes sur l'écran social qui doivent rendre des comptes sur leur avenir professionnel et strictement privé. 80% des femmes interrogées travaillent et disent ne pas « avoir programmé leur grossesse en fonction d'un plan de carrière ». Néanmoins, nous pensons qu'il y a bien « programmation » mais que celle-ci est inconsciente et liée à la possibilité offerte par l'acquis contraceptif.

Quelques rares femmes le disent ainsi de façon évidente :

« Avant d'en arriver à la F.I.V., j'avais calculé la grossesse en fonction des congés scolaires, comme tout le monde. » dit une femme

dont l'emploi est femme de service dans une école maternelle.

Pour les autres, il n'apparaît pas clairement dans le discours que la grossesse soit calculée en fonction du travail, mais nous constatons qu'elles arrivent à la trentaine pour penser à la maternité après que le statut professionnel soit atteint ou stable :

« Ce n 'était pas le moment pour un bébé, je n 'avais pas de travail. »

« On avait des problèmes d'argent. »

On ne peut alors constater le report de la maternité qu'en fin de parcours médical, ce qui prouve une programmation inconsciente :

« Après dix ans de non venue d'enfant où le désir d'enfant n'était pas énorme à ce moment là, mais une carrière professionnelle bien engagée, je me suis lancée dans la F.I.V. après un succès dans mon travail. »

Par contre, au moment du début de recherche de grossesse, c'est elle qui prime dans 98% des cas, comme si les deux routes continuaient à ne pas aller de soi aussi simplement. Seule une femme nous a dit :

« A cause du risque de triplés avec le transfert d'embryon, il faudrait que j'abandonne mon travail. Ça m'ennuierait, j'aime bien mon travail. »

Autrement, celles qui le peuvent aménagent leur travail en fonction du traitement et de ses obligations. Elles préfèrent donc respecter l'organisation hospitalière au risque de licenciement ou d'ennuis au travail :

« La maternité est bien vécue au travail, mais je ne leur laisse pas le choix. L'enfant passe avant mon travail. Je le considère comme une occupation avant ma grossesse. »

Mais d'autres femmes sont moins affirmées dans leur position de choix et le vivent de façon coupable :

« C'est difficile avec ma hiérarchie. Les absences sont mal tolérées. Je suis obligée de mentir. »

« Face au travail, ça ne va pas être simple. Si la grossesse se passe bien, ça ira, mais face à la direction... Je suis responsable de bureau, j'ai une clientèle à maintenir. »

Lorsqu'elles ne sont pas salariées, la culpabilité est encore plus grande et elles s'arrêtent de travailler :

« Je faisais de la confection à domicile. J'avais des horaires irréguliers. J'ai arrêté à cause du traitement [de F.I.V.] »

« J'ai pensé que ça [l'absence de grossesse] *pouvait venir du travail »* Madame était auto-école à son compte. *« J'ai tout arrêté et je suis maintenant secrétaire de mon mari. »* Elle ne bénéficie donc plus aujourd'hui de statut professionnel.

Ainsi, quelle que soit l'activité des femmes, elles sont rattrapées par une culpabilité dévorante dont le poids des déstabilise.

Ce sentiment est frappant et immédiat dans leur discours :

« Je regrette d'avoir traîné. Je ne voulais pas d'enfant tout de suite pour le travail et ensuite, j'ai eu une période de chômage. C'était pas un désir énorme d'avoir un enfant à ce moment-là. La fausse couche ne s'est pas trop mal passée. J'aurais dû regretter davantage. J'y croyais tellement peu. J'ai pas eu le temps de réaliser. Le retard des règles ne m'a pas inquiété et le temps de me rendre compte, je n 'ai pas eu le temps d'être déçue. »

Après un premier enfant né en 1978, cette femme fait deux grossesses extra-utérines suivies d'infertilité :

« Pourquoi moi ? Qu'est-ce que j'ai fait ? Le fait d'avoir eu un enfant tempère cette culpabilité. Quand on est croyant, on se demande quelle faute on a commise. »

« Il y a eu un début de grossesse puis plus rien à la deuxième prise de sang. J'ai fait une dépression. Je me sentais coupable. C'était un peu de ma faute, de la faute de mon corps. J'ai fait une tentative de suicide. »

« D'après les médecins, j'avais fait des fausses couches. C'est parce que je me suis énervée. Je me suis fâchée avec ma sœur, de vieilles histoires de famille. Le Docteur m'a dit qu'il ne fallait pas de contrariété. J'y pense tout le temps. »

« Notre intimité à été perturbée par les courbes de température. On avait l'impression d'avoir des rapports uniquement pour la procréation et plus pour nous. Je me suis beaucoup culpabilisée. J'avais des rapports sans plaisir ni jouissance, mais uniquement pour l'enfant. »

Ainsi, la culpabilité exprimée par les femmes dans ces exemples renvoie-t-elle à ce que nous avons dégagé en introduction, à savoir « le pourquoi n'avons-nous pas d'enfant » ainsi qu'à la question du désir qui tend à être normalisé.

La sexualité se trouve à nouveau codifiée malgré la « révolution sexuelle » des années 68, mais il s'agit aussi de la difficulté contemporaine pour les femmes de trouver une place où elles ne seraient pas obligatoirement en défaut, une identité nouvelle ou plutôt réappropriée.

En plus de la production discursive de stérilité telle que nous l'avons décelée plus haut, se fait jour une situation où la contraception a permis de rompre apparemment avec l'état de femmes comme reproductrice mais non définie autrement.

Ainsi, les probabilités sont-elles bouleversées par l'acquis contraceptif avec une sexualité apparemment plus « libre » et une possibilité de s'investir dans une carrière professionnelle, mais la définition de la femme comme « devant être mère un jour », la ramenant à une fonction de reproductrice, reste la même. C'est dans cette situation que se repose l'impératif du choix entre profession et maternité.

Nous ajoutons maintenant en conclusion à ce premier point que la construction de la stérilité, repose sur une béance dans notre représentation contemporaine de la symbolique de la fécondité féminine, dimension qui dépasse le fait de faire un enfant réel.

Nous posons qu'il s'agit de l'absence d'un concept non manquant en soi mais ignoré dans notre construction conceptuelle dans le cadre industriel. Nous proposons donc qu'il manque à être constitué en tant que pour soi.

Cette problématique est présente dans la dimension des rapports sexuels car pour aller vers l'autre et la rendre féconde, il faut la nommer et ne pas l'enfermer dans une définition réductrice à une seule fonction. Stérilité conceptuelle qui provoque chez l'autre une angoisse de stérilité.

Pour donner au monde un enfant, et pas seulement un produit de chair résultant de la rencontre de gamètes, il faut être institué dans le symbolique et ne pas être seulement matière-matrice. Les rapports sociaux se jouent à travers le langage.

Il faut que la femme soit reconnue comme source de vie pour qu'elle soit féconde.

Le risque d'une réponse iatrogène

Les exemples suivants montrent que la réponse médicale peut être iatrogène lorsqu' elle provoque dans un premier temps, puis maintient, dans un sentiment de stérilité. Elle n'est pas thérapeutique du point de vue de la fertilité, même si elle donne un enfant dans x% des cas, mais prothétique.

L'avant dernier exemple, pour lequel nous verrons plus loin que l'expérience de la F.I.V. a été vécue comme une Odyssée difficile mais merveilleuse des premiers temps des pionniers de la FIV, montre que la procréation de ce couple est inscrite définitivement dans l'assistance médicale. A la fin de l'entretien, cette dame me dira :

« Je recommencerais bien une troisième fois. »

Il en va de même pour la dernière illustration dans laquelle le début de grossesse est vécu comme un incident de parcours entre deux temps médicalisés alors qu'aucune parole n'est venue donner vie à cet événement.

Nous posons également que la logique du discours médical mène à une impasse, inconsciente ou non. Les patients qui ont reçu l'information présentant l'offre de technique en plus d'une interprétation de stérilité (même si elle est infirmée dans un deuxième temps par un autre gynécologue) se sentent dépossédés de leur autonomie fécondante et en appellent à la réassurance de la technique.

Or, lorsque le médecin, dans le deuxième exemple, tente de les rassurer, de leur expliquer que la nature fera aussi bien que la F.I.V. dans leur cas, la déception et le refus sont nets, du fait de l'offre en amont telle que nous l'avons examinée et aussi parce que le médecin ne peut sortir de sa techno-logique et ne peut leur offrir comme moyen de rassurance et d'espérance que la perspective de la F.I.V. après les inséminations, qui ne peuvent alors qu'échouer.

Nous avons pourtant vu plus haut une histoire dans laquelle un second enfant a été conçu naturellement, sans programmation ni « désir » conscient, cette femme ne prenant pas de contraception puisqu'elle était désignée comme stérile. Elle pourrait valoir comme contre-exemple puisqu'ici la fertilité préservée a donné vie à un enfant, reçu comme tel dès le début de la grossesse. Pourtant de la même façon, cette femme était maintenue dans un sentiment de stérilité (donc pas de contraception) mais sa force intérieure a été plus grande que l'incohérence des discours.

L'entretien ci-dessous tiré de la consultation médicale, montre le processus par lequel les patients sont induits dans un sentiment d'incapacité pour procréer, ici lié à la subjectivité de l'interprétation des résultats de laboratoire. Si le médecin ne s'est pas arrêté sur une solution médicale, le patient, lui, après un verdict catégorique et négatif, ne parle plus que d'insémination et a renoncé à sa capacité fécondante.

Sa compagne exprime son indécision, tant sur la question de la technique que sur la venue de l'enfant :

Le patient : *« On commence à s'impatienter. »*

Le médecin : *« Il n'y a aucune nécessité de stimulation ovarienne sinon à vous perturber. Madame a une très belle glaire, il y a deux façons de voir : soit on laisse faire les choses. Vous allez peut-être vous rassurer et par le fait tout ira bien. Sinon, le traitement est un peu contraignant avec les inséminations. C'est astreignant parce qu'il faut surveiller le cycle, recueillir le sperme en labo, ce sont déjà des conditions, artificielles. Ça vient à l'idée quand on voit le dossier mais il n'y a pas d'urgence.*

M. : *« Le Dr X. a dit que mon sperme était catastrophique. C'est pour ça qu'on a pensé aux inséminations. »* .

Le médecin : *« Quand on voit un sperme comme celui-là pour la F.I.V., on le classe comme sperme normal. Effectivement, si on y regarde à la loupe, il y a un petit problème de mobilité.*

Le médecin : *« Il n'y a pas d'urgence, mais si vous étiez trop pressés, dans 6 mois, on pourra penser insémination. Ça s'arrange avec le temps, mais on peut le faire, ce n'est pas une faute. [?!.,] »*

M. : *« Oui, on pourrait y penser. C'est déjà assisté. Est-ce que ça peut être psychologique ? »*

Le médecin : *« C'est possible. Qu'est ce qui vous y fait penser ? »*

M. : *« Moi, je penserais bien à quelque chose comme ça. »*

Mme : *« Je ne sais pas. »*

M : *« T'as peur de te retrouver enceinte »*

Mme : *« Oui, je suis ambivalente. »*

M, au médecin : *« On peut rien y faire ? »*

Le médecin : *« Il faut déjà en parler. Vous pouvez en parler à une psychologue. »*

M. : *« Sa mère a eu des problèmes. »*

Mme : *« Elle a eu des piqûres, et je suis née prématurée à 7 mois. »*

M : *« Les inséminations sont douloureuses pour une femme ? »*

Le médecin : *« Non. ». Il leur explique le procédé. »*

M : *« Moi, je serais bien tenté de faire l'expérience. »*

Mme : *« Je préférerais attendre encore un peu. »*

Le médecin : *« Non, il ne faut pas forcer. Il ne faut pas être pressés. »*

M : *« Elle ne va pas le dire devant vous, mais elle est pressée. »*

Le médecin : *« Si elle souhaite attendre, c'est qu'elle préfère une grossesse après des rapports sexuels. C'est plus sympa » [!!!] »*

Mme : *«Oui, c 'est ça. »*

M. : *« Moi, je suis d'accord avec vous mais elle, je sais bien qu'elle ne l'est pas. »*

Mme : *«Je préférerais que ça vienne naturellement. »*

Le médecin : *« On peut aider un peu la stimulation des spermatozoïdes. »*

M. : *« Mais bon ! Ce n 'est pas que je sois pressé, je suis encore jeune. Mais elle, elle est plus pressée que moi. »*

Le médecin : *« Pressé ou pas, ce n'est pas le problème. On n'est pas pressé de démarrer la technique médicale. On a vu que ça allait. Il y a de belles courbes[4]. »*

M. : *« Si on décide dans deux mois de faire des inséminations, on peut les faire à C... »*

Le médecin : *« Oui. »*

Lors de l'entretien entre ce couple et moi :

M. : *« Je suis plus partant pour les inséminations. »*

Mme : *«Je préfère encore attendre un peu. »*

---

4 Courbe de température qui permet de suivre le cycle ovulatoire et d'en repérer les dates.

M. : *« Les conflits naissent de là. Elle déprime quand elle a ses règles. On désire un enfant depuis trois ans. On a consulté au bout d'un an. C'est par la télé que j'ai entendu parler des inséminations. C'est moi qui ai demandé à faire un spermogramme. J'ai pensé qu'il n 'y a pas que les femmes qui aient des problèmes. Quand j'ai eu le résultat pour lequel le médecin disait que c'était catastrophique, j'ai pensé à l'insémination. C'est pour ça que j'ai consulté le Dr H., je pensais que c'était un problème grave. »*

Mme : *« Dans ma famille, ils commencent tous à s'inquiéter. Ils disent que c'est psychologique, qu'on ne doit pas trop y penser. Ma mère avait des grossesses qui ne tenaient pas. Moi, je suis née à 7 mois... J'ai envie d'en avoir mais en même temps, je suis contente qu'on soit tous les deux. »*

Ici va se révéler une des contradictions induites par la norme des 40 ans. Il est évident que « le Temps » de cette patiente n'est pas encore venu. Elle prend encore beaucoup de plaisir à « être deux » et ne semble pas encore se projeter vers une troisième personne. Néanmoins, comme toutes les personnes interrogées, elle répond par « oui » à la question « êtes vous pressée par l'âge ? » L'entretien se poursuit :

Mme : *« Oui, parce que ça fait trop longtemps que je déprime au moment des règles. »*

M. : *« Moi, je ne crois plus qu'on puisse y arriver tout seul. »*

Mme : *« L'espoir revient tous les mois. Puis, à chaque fois, c'est la déprime. Tout le monde m'inquiète. Ma mère me disait qu'il fallait que je retourne voir un médecin. On me dit « c'est psychologique ». C'est très culpabilisant... Je voudrais que ça prenne naturellement. »*

M. : *« S'il y avait des problèmes, je préférerais que ça vienne de moi. Elle ne serait pas culpabilisée... Elle m'aurait culpabilisé. »*

L'interprétation du résultat du spermogramme est comparable à la lecture d'un instantané photographique. La spermatogenèse est évolutive, renouvelable et l'état « photographique » à un moment donné n'est pas définitif.

On parle « d'amélioration » ou de « détérioration » du sperme sur une certaine durée. Pour l'instant, il semble que seule l'azoospermie (absence totale de spermatozoïdes dans le sperme) soit irréversible.

D'autre part, il s'agit de subjectivité dans la lecture du spermogramme qui, dans ce cas précis, est qualifié de « catastrophique » et dans un autre de « normal ». Entre ces deux niveaux d'interprétation, deux petits mots diffèrent ; de l'un à l'autre, la vie d'un homme et d'une femme bascule.

Ainsi, « les opérations d'équivalence et l'homogénéisation des êtres humains dans l'évaluation les transforment. L'humain se trouve transformé en « valeurs mesurables » et supposées équivalentes. Il est devenu une « valeur à visage humain[5]. »

Nous vérifions encore ici « la demande savante » telle que nous l'avons définie plus haut liée à l'angoisse de stérilité avant même le résultat.

Dans ce deuxième temps, qui est celui du résultat des examens, nous vérifions l'aspect iatrogène de la sanction qui tient lieu de diagnostic.

Puis, nous constatons que le moyen de réassurance dont dispose le médecin est d'induire la technique A.M.P. (en l'occurrence, insémination) pour répondre au patient.

On voit ici, comme dans les tous premiers exemples, que la demande porte sur la fertilité et pas forcément sur celle d'enfant : Madame ne semble pas prête, mais elle déprime à chaque retour de règles. Monsieur ne parle pas d'enfant, mais de son impuissance à aider ou rassurer sa femme lors de ses déprimes périodiques. Or la réponse ne porte pas sur la fertilité mais sur les moyens de répondre à la stérilité crainte.

---

5 Jacques-Alain Miller et Jean-Claude Milner. « Voulez-vous être évalués ? ». Paris, Grasset et Fasquelle. 2004.

Cette étape de la lecture des résultats d'examens avant de prendre une décision médicale est un temps de déstabilisation fréquente dans le couple où la question de la « faute », c'est à dire de l'origine féminine ou masculine de l'infertilité est renvoyée à l'autre.

Les termes de « faute » et de « culpabilité » reviennent incessamment dans les discours :

« Au début, je rejetais ça sur le dos de ma femme. J'ai menti à ma famille, j'ai dit que c 'était elle qui avait un problème. Maintenant, je suis pris au jeu. »

« Au début, mon mari pensait que ça venait certainement de moi puisqu'il y a d'autres problèmes de stérilité dans ma famille. » Il s'agit d'une asthéno-spermie. *« Il n'a jamais admis qu'il pouvait aussi avoir un problème. J'avais peur d'être abandonnée si j'étais stérile. »*

La « faute » plane et se déporte, culpabilisante et blessante :

« On m'a conseillé d'aller voir un psychologue parce que j'ai 40 ans, j'ai déjà un enfant et j'ai eu des problèmes lors de mon accouchement. »

Elle explique ensuite que son mari lui a transmis de l'herpès une semaine avant son accouchement...

Dans un autre exemple l'association du diagnostic de « dysovulation » et le fait d'avoir entendu un précédent médecin parler de F.I.V. les fait entrer dans l'idée de stérilité face à laquelle « la F.I.V. est la seule solution ». Le médecin ne parviendra pas à les rassurer :

Le diagnostic médical a révélé une endométriose minime. Les trompes sont perméables. Le cycle est irrégulier et long, ce qui donne lieu au qualificatif de dysovulation. Après une induction de l'ovulation, les résultats ne sont pas concluants (1 an de traitement).

Mme : *« J'ai eu de beaux follicules en Décembre. On y a cru. »*

Le médecin : *« Le traitement ne change pas grand chose. Monsieur n'a pas d'infection particulière ni de problème. L'ovulation* *est mal restaurée par le traitement. Les résultats par F.I.V. ne sont pas meilleurs dans ce cas, le problème de stimulation est le même. »*

Mme : *« Il y a d'autres possibilités ? »*

Le médecin : *« On peut faire une insémination avec un sperme préparé et une stimulation ovarienne. On peut faire quatre à six essais, sinon on passe en F.I.V. »*

Mme : *« Les résultats nous semblent encore très lointains... »*

Le médecin : *« Il y a le facteur temps. Il ne faut pas considérer que ça ne marchera pas naturellement. On a beaucoup de grossesses qui surviennent avant que le dossier soit ouvert. Il n'y a pas de facteurs rédhibitoires. Si vous attendiez dix ans sans rien faire, vous auriez certainement un enfant. »*

Mme : *« En théorie, on comprend. »*

Le médecin : *« Ne vous sentez pas le couteau sous la gorge. On n'a pas toujours de résultat en F.I.V. »*

Mme : *« Pourquoi ça ne marche pas »*

Le médecin : *« Il y a des tas de facteurs minimes d'ordres différents qui peuvent expliquer que ça ne marche pas. Même un cycle parfait n'équivaut pas toujours à une grossesse. La médecine n'est pas une science exacte. Un traitement n'équivaut pas forcément à des résultats. »*

Mme : *« J'ai du mal à imaginer que ça puisse marcher. »*

Le médecin : *« Il ne faut pas partir sur une logique d'échec. On va faire des examens, puis des inséminations, puis sinon, on passera en F.I.V. Les inséminations sont un peu moins traumatisantes que la F.I.V. Peut-être que les spermatozoïdes sont bloqués dans le col, on ne sait pas ce qui se passe plus haut. L'attente n 'est pas forcément inutile. »*

Rire de Monsieur.

Mme : *« C'est pas vous qui êtes à notre place ! »*

Ainsi, dans certains cas, la venue chez le spécialiste lors de la première consultation est déjà une remise entre les mains du médecin. Ils viennent en ayant une idée de l'issue (F.I.V.) et ont renoncé à procréer seuls. A ce moment, si la position du médecin est modérée face à la F.I.V., c'est la déception, ils se sentent abandonnés.

Lors de notre entretien :

« On s'était préparés à la F.I.V. On n'a pas envie d'avoir des enfants trop tard. J'ai peur de ne pas les assumer si je suis trop vieille. J'ai eu jeune un désir d'enfant. On a vécu ensemble, deux ans après, on s'est mariés. On attend une grossesse depuis deux ans. Je me fixais un an pour aller consulter. On se pose beaucoup de questions depuis un an. On a des amis qui ont eu des problèmes et ont eu un enfant au bout d'un an, (...) . On a eu des difficultés pour programmer le test post-coïtal. (...) Mes parents sont au courant de nos difficultés, il y a beaucoup de monde au courant. Quand j'ai entendu parler de F.I.V., ça a été un choc. C'est le côté instrumental, de ne pas le faire naturellement. Savoir que ça va être comme ça, ça me gêne. S'il n'y a que cette solution là... Le médecin a dit que j'avais toujours une bonne glaire. Il a dit qu'elle était de bonne qualité. L'insémination peut être une étape avant la F.I.V., mais je ne vois pas l'intérêt des inséminations par rapport au fait de le faire naturellement si ça ne passe pas la barrière du col... L'avantage de la F.I.V., c'est l'implantation de l'embryon, là il y a fécondation. »

Cet exemple signe l'abandon des capacités fécondantes d'un couple, provoqué par un diagnostic qui prend pour eux un sens de stérilité. La patiente s'empare du «code» médical concernant ses organes et leur fonctionnement pour entrer en communication avec le médecin. Ce regard mécaniste et morcelant (« ses beaux follicules », « une bonne glaire ») se substitue à son être.

Nous voyons ici l'échec du médecin à les restaurer dans l'idée d'une fertilité spontanée. Le « facteur temps », invoqué par le médecin, qui est valable statistiquement dans la réalité, est un « facteur angoisse » de plus, surtout lorsqu'on parle d'une dizaine d'années.

Si les statistiques sont exactes, elles ne sont pas forcément vraies, au sens où elles n'aident pas à vivre : « en théorie, on comprend... » ... mais dans la réalité, c'est inconcevable.

Les contradictions humaines du médecin le font entrer dans un double discours de logique formelle vis à vis des patients :

« On n'a pas toujours de résultat en F.I.V. » (...) « après les inséminations, on passera en F.I.V. »

Les deux formulations peuvent être justifiées, mais elles sont incohérentes humainement.

Le fait de parler de la F.I.V. « si les inséminations ne marchent pas », prépare déjà à la tentative de F.I.V., or le transfert sur la technique F.I.V. ne peut se faire sur la technique insémination.

Cette dernière est alors perçue comme une étape qui ressemblerait à une sorte de passage obligé pour la F.I.V. :

« L'insémination est peut-être une étape pour la F.I.V. ? » demande la patiente.

La proposition insémination n'est alors pas crédible car le discours sur la raison éventuelle de l'infertilité est incohérent. La patiente l'a bien saisi :

« Si les spermatozoïdes ne franchissent pas la barrière du col, je ne vois pas ce qu'elle peut donner de plus que naturellement. »

Or, la F.I.V. induite dans le « si les inséminations ne marchent pas » est, elle, perçue comme efficace :

« L'avantage de la F.I.V., c'est l'implantation de l'embryon. Là, il y a fécondation ».

Le transfert, au sens « d'efficacité symbolique » est porté sur la technique F.I.V. suggérée dans la logique médicale.

Systématisation du discours : engrenage et «jusqu'au-boutisme»

Nous avons vu plus haut que la solution instrumentale est inscrite dès le début de la demande dans l'esprit des patients informés et inquiets. Elle s'exprime souvent par cette phrase :

« Et on est partis dans le système ».

Nous allons voir que ce que nous avons pressenti par le mot « pression » est exercé en majeure partie de l'intérieur du processus médico-scientifique. Elle correspond à l'éventail des techniques existantes et est liée à l'idée pour les patients « d'aller jusqu'au bout ». Cet aboutissement se déplace donc en fonction du nombre de techniques possibles. Dès quatre tentatives de F.I.V. dites « classiques », on passe maintenant à la micro-injection.

Le protocole médical et la répétition des tentatives est vécue comme un engrenage. Certains patients emploient le terme de « machinerie » :

« On a été un peu avalés par le protocole. Ça fait un peu série. C'est un engrenage. C'est intensif si c 'est trop rapproché. On ne vit que par ça. Il n'y a que quatre tentatives de F.I.V. On va voir avec la sécu s'il y a la possibilité d'autres tentatives ». (Et ce, malgré une hyperstimulation produisant vingt ovocytes).

Il s'agit de voir que cet engrenage n'est pas une « manipulation » de la part de médecins mais « système » auquel il est difficile de se soustraire.

Nous allons voir comment ce « jusqu'au-boutisme » ne peut être séparé de la dimension de la culpabilité. Il s'exprime ainsi chez les patients :

« Entre la troisième et la quatrième tentative, mon mari a voulu arrêter. (Il s'agit d'une F.I.V. avec don de sperme), Il disait que je souffrais trop. Mais je me suis dit que je n 'avais pas le droit de gaspiller mon dernier espoir. »

« Si la tentative échoue, je suis prête à tout tenter jusqu'à ce que ça ne marche plus ».

Après trois tentatives, la quatrième a été interrompue à cause d'une « mauvaise réponse » à la stimulation :

« On a été déçus. On attend de recommencer. Il y a vingt-quatre heures pour accuser le coup et après, ça va. On va aller jusqu'au bout de la F.I.V. et après on verra, il y a la micro-injection. J'en ferais bien une par mois. »

Au cours de la quatrième tentative :

« On s'habitue à l'échec. On a de moins en moins d'espoir. Tant que je fais de la F.I.V., j'ai de l'espoir. Ils ont dit "stérilité idiopathique". J'ai l'impression d'être en échec partout. Mais je garde espoir en la nature. »

Également lors de la dernière F.I.V. :

« Quatre tentatives c'est déjà bien, mais c'est pas assez. Mais s'il y a une limite, c'est qu'il y a une raison médicale. Il n'y a plus de chances s'il n'y a plus de tentatives. Mais moralement et nerveusement, c'est très dur surtout que ça dure depuis dix ans. L'attente avant le transfert est le plus stressant. »

Pour ce qui est de l'angoisse et de la culpabilité à gérer seul, l'entrée dans la médicalisation même stérilisante peut être rassurante :

« Le fait de n'avoir plus de trompe est plus rassurant par rapport au fait de faire des grossesses extra-utérines à répétition. »

La notion de tentatives ou « d'essayage » des techniques implique une hiérarchie de valeur de celles-ci.

« Pour les inséminations, le médecin n 'était pas humain. Il n'écoutait pas. Il discutait d'autre chose. J'avais l'impression d'être une vache qu'on insémine. Ça ne pouvait pas marcher. On a fait un break d'un an. Puis trois autres inséminations avec un autre gynéco. On voulait savoir d'où ça venait. On ne sait toujours pas. C'est la technique de la F.I.V. qui fait que ça a marché. »

« La première tentative de F.I.V. a marché. J'y croyais plus qu'aux inséminations. L'embryon fécondé a prouvé que je ne suis pas stérile. Le premier gynéco m'avait dit « vous n'aurez jamais d'enfant. Prenez un chien ». *On a fait une pause pendant un an. Ce qui est stressant dans la F.I.V., c'est qu'on n'a que quatre chances, et après plus de remboursement et ce n'est pas la peine d'en faire nous-mêmes. Mais en fait, tous les mois, j'espère quand même. »*

« On a l'impression d'avoir été menés en bateau. On nous a pas dit qu'on avait si peu de chances. On a perdu du temps sur les investigations sur ma femme, alors que le problème venait de moi. Peut-être que l'insémination a été une étape avant la F.I.V. Ça a été progressif dans le parcours du combattant. »

De la même façon, le don de sperme est exprimé par les patients comme une « étape au- dessus », comme s'il s'agissait d'une technique plus élaborée d'une part, et comparable sur une échelle de valeur scientifique d'autre part, alors qu'il s'agit d'un abandon de paternité biologique par une technique aussi simple que l'insémination avec le sperme du conjoint, si ce n'est le passage par l'institution C.E.C.O.S.

Carence sémantique et impasse

Il a été démontré plus haut comment opère la production discursive de stérilité et les effets stérilisants provoqués sur les patientes qui, induits dans un vocable de stérilité, perdent confiance en leur autonomie fécondante.

La production d'un discours sur la stérilité qui est en fait une confusion avec le constat de l'absence d'enfant, est liée à l'élargissement des indications par manque de définitions rigoureuses des différents phénomènes d'incapacité à procréer.

Or, l'absence de définitions des phénomènes de stérilité implique une inversion de la proposition causale, à savoir : la possibilité instrumentale du moment définit l'indication médicale. C'est en fonction de ce que l'on peut faire à partir de données scientifiques utilisables que l'on détermine une infertilité comme idiopathique ou tubaire.

De même, un verdict médical interprétant un spermogramme comme « mauvais », alors que la spermatogenèse est fluctuante, est par son absence de référence à une définition, une indication d'ouverture à la voie instrumentale.

L'adresse vers l'espace psychothérapeutique comporte des biais induits par le dispositif médical et par le « transfert » implicite qu'il mobilise à l'égard de la technique, ce qui rend difficile l'adresse vers un psychothérapeute pour lequel il faudrait un changement « d'orientation du transfert ».

Ainsi, sans cet exemple, lorsque le médecin propose de ne pas médicaliser par une F.I.V., la demande des patientes reste focalisé sur l'offre médicale en amont et les patientes sont déçues - « on n'y croyait plus, on ne croit plus aux inséminations non plus, on est venu demander une F.I.V. au médecin ». Ce couple a perdu confiance en sa fécondité naturelle et si la réponse du spécialiste est sage en termes d'indications, elle peut être désespérante s'ils ne sont pas renvoyés à un autre type de transfert. Or, l'adresse vers l'espace de parole est vécu comme un pis-aller parce qu'elle n'est pas induite d'emblée dans le dispositif médical.

On ne peut amalgamer les problématiques de stérilité tubaires ou d'absence d'ovaire avec un problème endocrinien dans lequel un dysfonctionnement empêche l'activité folliculaire.

Un frein à la fertilité n'est pas une stérilité. La définition d'une « stérilité idiopathique » est encore plus floue et élastique. Face à un problème endocrinien repéré qui peut être d'origine psychogène, on parle de stérilité puisqu'elle est repérée, alors que, lorsque les investigations ne révèlent rien, on qualifie cette infertilité de « psychosomatique », chargée d'effets culpabilisants comme nous l'avons vu.

La barrière est donc extrêmement floue et dans la représentation médicale et dans ce que les patients peuvent en recevoir, impliquant des points de repère fantaisistes. Ces trois exemples l'illustrent :

- Une femme qui a subi trois grossesses extra-utérines en trois ans et à qui on a ôté deux trompes et un ovaire, dit au médecin :

« Je suis devenue stérile après ma première fille. »

Celui-ci répond :

« Non, vous êtes fertile, mais pas au bon endroit. »

Face à quoi, elle conclue :

« Oui, c'est une question de tuyauterie. »

« Ma femme a fait une salpingite, une péritonite et deux grossesses extra-utérines, la trompe est bouchée, il n'y a pas de stérilité de l'un ou de l'autre. Ma femme ovule bien, moi j'ai un bon spermogramme. Nous sommes des gens normaux. »

Dans le même ordre d'idée, une très jeune femme de 18 ans consulte après six mois de mariage. Un dossier pour « stérilité primaire » lui est ouvert. Dix ans plus tard, elle est inscrite en protocole de F.I.V. pour stérilité idiopathique. Le verdict stérilisant de départ a induit cette femme dans un système duquel elle n'a pu sortir.

Une femme de trente ans, inscrite pour stérilité idiopathique me dira : « La FIV est notre dernier recours. »

A l'inverse :

« Ils ne trouvent rien. Le spermogramme est normal. Les inséminations n 'ont rien donné. On a demandé à faire une F.I.V. Bien que tout soit normal, on est considérés comme stériles parce qu'on n'a pas d'enfant. Les médecins nous considèrent comme stériles. On a eu un accident de voiture pendant la première année d'attente d'un enfant. J'ai eu des séquelles graves, (...) Mais je ne veux pas en parler. »

Dans ce troisième exemple, le terme de «dysfonctionnement du cycle» a provoqué les mêmes dégâts que dans le cas précédent :

« *Chez moi, il n'y a rien de décelable. Je sais que mon corps fonctionne bien.* (Madame a déjà un enfant de 5 ans), *mais le premier gynéco qu'on a vu m'a parlé de dysfonctionnement du cycle.*

Pendant trois ans, j'étais complètement obsédée par mon corps. J'étais stérile, c'était de ma faute. Et puis un jour, on nous a dit que c 'était une stérilité masculine. Il y a un problème de nombre et de mobilité. Ça a été le soulagement. La faute était partagée. (...) On a fait un essai d'insémination, et on nous a dit : « Vous ne pourrez jamais avoir d'enfant » J'ai dit à mon mari : Ton sperme est mauvais ! Il travaille dans une centrale nucléaire. Il a peut-être pris une dose. (...), Ma mère a attendu 9 ans le premier enfant. (...) J'ai 35 ans. Il y a une échéance. Si je pouvais faire machine arrière, j'aurais eu un enfant plus tôt. Si j'avais dix ans de moins, je me sentirais mieux. On a fait une demande d'adoption, mais c'est très difficile, on nous a accusé de participer à un trafic d'enlèvement d'enfants en allant le chercher au Brésil. Le psychologue nous a déconseillé de faire une F.I.V. en même temps qu'une demande d'adoption. Pour nous, la seule solution, c'est la F.I.V. »

Indépendamment du nombre et de la mobilité des spermatozoïdes (il n'y a pas d'azoospermie totale), ce couple est entré dans « la stérilité » dès le verdict donné à la patiente. Cette femme se sent maintenant « piégée » par l'âge, alors que «l'échéance des 40 ans» approche. Le parcours douloureux qu'ils ont vécu dans leur démarche d'adoption a pesé en angoisse, culpabilité, temps (argent : ils ont déjà payé 9 000 $ pour une inscription au Brésil), et espoirs déçus. La possibilité de la F.I.V. devient alors rassurante. Ils ont perdu tout espoir d'y parvenir seuls. Le patient en a totalement fait son deuil et n'interviendra dans la discussion que pour parler de l'adoption. Il ne précisera rien quant à son sentiment face à la F.I.V. La « carte » insémination avec donneur n'est pas évoquée ici.

Dans les exemples suivants, on voit comment la fertilité naturelle surgissant ne peut être reçue.

Cet entretien a été réalisé au domicile du couple interrogé trois ans après la naissance d'un second enfant conçu par F.I.V.

Nous reprendrons plus loin ce récit extrêmement riche.

Après une attente de 5 à 6 ans d'une grossesse, ils consultent un gynécologue de ville qui leur prescrit des examens. Ils révéleront une endométriose menaçant les trompes. Après un an et demi de traitement, rien ne se dessinait. Puis Amandine est née :

« Quand on a su qu'elle était née, on est devenus complètement obnubilés. Ça a été le rush pour tout le monde. »

Après 7 tentatives de F.I.V., un embryon sur les trois implantés se développe et donne naissance à une petite fille le 7 Avril.

Huit mois après cette naissance, une grossesse dite « spontanée » attestant de sa fertilité rendue ou existante mais qu'elle ne pourra recevoir comme telle, se développe. Fatiguée par les cycles de F.I.V. et la récente maternité, mais aussi parce que la spontanéité de cette grossesse ne pouvait s'inscrire aussi facilement en son sein, le couple se demande s'il va ou non la garder.

Une I.V.G. est évoquée puis écartée parce qu'ils « ne s'en sentaient pas le droit ».

Cette grossesse se révéla gémellaire puis se solda par une fausse couche à quatre mois. *« Elles sont nées vivantes »* insista-t-elle douloureusement plusieurs fois au cours de l'entretien.

Trois ans plus tard, elle s'adresse de nouveau à l'institution médicale pour une nouvelle grossesse. Sept tentatives de F.I.V. donneront naissance à un petit garçon le 7 Janvier.

Dans le récit de cette autre femme, la survenue de la grossesse se glisse subrepticement entre deux phases :

« Entre la deuxième et la troisième tentative de F.I.V., j'ai eu des médicaments pour mes règles. Elles ne sont pas venues. J'ai fait une prise de sang. Il y avait un début de grossesse. Je n'y croyais pas, que ça prenne tout seul. »

Ce début de grossesse ne figure pas sur le dossier médical, comme s'il n'existait pas.

A l'instar d'un des entretiens déjà présenté, l'exemple suivant lui fait écho, illustrant que les barèmes et interprétations des résultats médicaux, en variant d'un centre à l'autre, par manque de consensus sémantique qui fait que les patients passent en peu de temps de la normalité à la stérilité.

Le médecin : *« Il y a un problème pour le spermogramme. Les résultats sont différents entre le premier centre où vous avez fait les premiers examens et ici. Il n'y a plus que 5% de mobilité.*

Le patient : *« On les a faits deux ou trois fois là-bas. Il n 'y avait rien d'anormal. »*

Le médecin : *« Oui, mais là, ce n 'est pas bon. Il y avait 40% de spermatozoïdes atypiques là bas et ici 80%. Les normes peuvent varier d'un labo à l'autre, mais là, il y a trop de différences. On ne peut pas faire de F.I.V. comme ça. On ne petit pas s'engager comme ça. Si c'est passager, OK On se donne trois à quatre mois pour que le sperme se normalise. »*

La patiente : *« Mais là, on n'avance pas depuis Septembre. »*

Le médecin : *« Ce n 'est pas de notre fait. Là, personne ne peut faire quoi que ce soit. Il faut attendre sinon on va au casse-pipe. Les anomalies peuvent être passagères, il ne faut pas être traumatisé. »*

La patiente : *« On fait des inséminations ? »*

Le médecin : *« Les courbes de température sont aussi très mauvaises. C'est encore très faible. »*

La patiente : *« Je trouve que c 'est grave. On s'en remet entre les mains du médecin en qui on a confiance, alors ?... »*

Le médecin : *« Les labos ont chacun leur norme et leur façon de fonctionner. On va étudier le cas et voir quelle technique on peut élaborer, Ça peut être la micro. »*

La patiente : *« D'accord. C'est une stérilité totale ? »*

Le médecin : *« Ça ne veut rien dire. Il y a des spermatozoïdes dans le sperme, mais ils sont peu mobiles et sont atypiques. C'est important. On va refaire un test de migration. Il faut que le dossier soit* *rediscuté. C'est un dossier très difficile. Prenez rendez-vous dans deux mois. »*

Lors de notre entretien :

Mme : *« Dans l'autre centre, on nous disait qu'il y avait très peu de problèmes, alors que là... On ne comprend rien. Notre confiance est remise en question. On n 'a pas pris assez de temps dans cette consultation, ça a duré cinq minutes. Je suis déçue. Les deux résultats sont à l'opposée. On se confie et tout est remis en question. »*

Un autre problème se pose, à la fois induit par l'offre médicale et provoquant ce que le psychanalyste Michel Tort[6] appelle une « somatisation induite », et, en même temps menant l'espace médical à une impasse :

« Lorsque des patients ont consulté très précocement et que le premier gynécologue rencontré tente de les rassurer en leur disant que l'on « peut encore attendre », alors que finalement, leur pathologie tubaire ou spermatique est révélée quelques mois plus tard, ils expriment de la rancœur à l'égard de la personne qui leur a fait perdre du temps. »

De plus, si les examens ne sont pas pratiqués de suite, l'angoisse des patients s'installe puisqu'il faut trouver « réellement » une cause, c'est à dire dans le corps, la parole ici rassurante du médecin ne suffisant pas à les restaurer dans leur capacité fécondante qui leur permettrait d'attendre.

Des examens pourraient être pratiqués à la suite de la première consultation, tout en rassurant les couples sur la nécessité d'être patient. Mais un biais fausse l'idée de cette possibilité.

Le problème de l'élargissement aux indications fait prendre en compte de légères perturbations ovulatoires ou spermatiques, ces dernières n'étant pas curables pour l'instant. Il peut donc y avoir une inscription en F.I.V. ou

---

6 In *Le Désir Froid.* Éditions La Découverte. 1992.

recours au don de sperme pour des problèmes qui peuvent être passagers et pourraient se résoudre d'eux-mêmes.

La question est donc à la base le problème de définitions rigoureuses en amont d'une politique d'investigations instrumentales.

C'est en ce sens que l'on peut parler d'impasse iatrogène pour le corps médical et les patients.

Cette vision serait tout aussi naïve car l'intrication de l'espoir psychogène et de celui du strictement somatique est trop complexe et subtile pour être ainsi séparé, surtout lorsqu'il s'agit de fertilité. Ainsi, ne peut-on régler la question des stérilités idiopathiques, non sens dans les termes, comme devant être adressée à l'espace psychologique et ainsi renvoyer les stérilités tubaires avérées vers la conduite instrumentale.

En effet, des histoires familiales difficiles avec la mère ont pu dans certains cas expliquer la formation de kystes ou de grossesses extra-utérines et peuvent faire craindre que la conception d'un enfant, même médicalement assistée s'il y a pathologie tubaire, sera difficile si la problématique psycho-affective n'est pas levée ou soulagée.

Ainsi, une femme qui a mis au monde six enfants dit à sa fille qu'elle n'en aurait pas eu autant si elle avait eu la pilule. La jeune femme ne parvient pas de suite à concevoir et sa mère lui dit : *« tu n'en auras jamais. »*

Puis, un début de grossesse se transforme en grossesse extra-utérine, suit une salpingectomie puis cinq opérations de microchirurgie. Plus tard se forme un kyste derrière l'utérus. Si cette femme est « classée » en pathologie de stérilité tubaire du fait de la salpingectomie, l'anathème maternel n'en est pas levé pour autant, ce qui rendra plus difficile la suite de la F.I.V.

Au contraire, ouvrir un dossier pour «stérilité idiopathique» chez une jeune femme, l'induit faussement dans un registre de stérilité duquel elle ne pourra que très difficilement sortir.

Les deux espaces, médical et psychologique, ne peuvent être dissociés, pas plus qu'amalgamés. Ils doivent alors être pris en charge par différentes personnes, ce qui n'empêche pas une écoute de la part du médecin, si tant est qu'il suscite ce qu'il y a à entendre, mais en évitant de réserver « l'espace psychologique » uniquement aux personnes dont on ne parvient pas à expliquer l'infertilité, ou à celles qui sont en échec post-tentatives.

Évaluer la prise en charge

La prise en charge des personnes qui entrent dans le processus médical se déroule sur plusieurs étapes. Nous allons évaluer comment les patients supportent ces différents stades, tant du point de vue physique, matériel, qu'affectif.

Supportabilité des médicaments et du traitement

Les effets secondaires liés aux inductions de l'ovulation sont principalement la prise de poids et la fatigue. Mais les réactions sont différentes selon chaque femme, l'une supportera bien un médicament, alors qu'une autre aura une réaction violente à ce même médicament.

Plusieurs cas d'hyperstimulation ont été répertoriés avec la production de 20 à 25 ovocytes. Une patiente se souvient d'hémorragies effrayantes :

« Il y avait du sang partout. Je baignais dedans. »

A la suite d'une surproduction de 40 ovocytes, une femme relate une expérience toute particulière :

« J'ai pris 15 kilos en 15 jours. Les reins ne fonctionnaient plus. Ils n'éliminaient plus. Une nuit, j'ai pensé qu'il fallait que je m'en aille. J'ai perdu connaissance. Je me croyais au-dessus de mon corps. J'entendais tout. J'avais toujours aussi mal, mais je ne pouvais pas leur

dire. Ma mère m'a dit « accroche-toi ». Je sentais cette chaleur et c'est ça qui m'a raccrochée. »

Les déplacements

Ils sont un facteur important de la fatigue du traitement. De nombreux examens sont pratiqués quotidiennement ou plusieurs fois par semaine très tôt le matin et beaucoup de patients doivent effectuer des trajets d'une centaine de kilomètres.

L'attente sur place est vécue comme « pesante » :

« Le plus difficile est la contrainte de deux piqûres par semaine qui limite les possibilités de vivre normalement. »

« Le traitement est dur psychologiquement. Ça rend un peu malade. Les horaires sont contraignants. Il faut être à 6 heures du matin à l'hôpital et on habite à 80 kilomètres. Tous les jours, on pense « est-ce que ça va marcher ».

Le recueil du sperme

Nous l'avons déjà évoqué plus haut sur le plan de l'analyse mais nous retraçons ici les propos des patients sur la façon dont ils l'ont vécu, ce qui montre que cet acte n'est pas forcément évident, bien qu'il soit banalisé :

« Ça a été désagréable pour lui. »

« C'est pas évident. »

« Pour la première tentative, j'ai recommencé quatre fois. La première fois à la maison, mais le sperme a été apporté trop tard. »

« Au début, le recueil se faisait à la maison, dans l'intimité. A l'hôpital, il a tendance à bloquer, ça le gêne, c'est une corvée pour lui. »

« On a fait treize inséminations en un an et demi. Il l'a mal vécu. Le recueil du sperme était difficile. »

Les hommes en parlent généralement peu. Ce sont les femmes qui relatent pour eux la difficulté ressentie.

Ici, cet homme exprime un sentiment d'étrangeté, raconté sur un mode trivial qui y correspond :

« Qu'est-ce que je fais là ? C'est du fait main ! Même si on sait que c'est pour un acte médical... Pourquoi mettre un si grand bocal ? Pour filer des complexes ? »

L'autre difficulté liée au recueil du sperme est la nécessité de respecter un délai d'abstinence de couple pour que la contenance et la concentration des spermatozoïdes du flacon soient suffisamment importantes pour l'examen. L'acte masturbatoire dit "médical" doit donc, pour les exigences d'investigations biologiques, se substituer à l'acte érotique.

Le recueil des ovocytes ou ponction

C'est un temps fragilisant où la prise de recul n'est pas possible par rapport à ce qui est vécu. C'est un présent trop prégnant, trop fort et l'étape la plus médicalisée où les femmes sont captées par l'acte médical et l'écran échographique qui révèle la performance folliculaire en même temps que la main qui s'en saisit.

C'est aussi un moment de résurgence des histoires familiales douloureuses telles que nous les avons rapportées :

« C'est un moment difficile indispensable. Physiquement douloureux et difficilement supportable. »

« On est trop captée par le moment pour penser. »

« Je l'ai mal vécu à cause de la douleur. Ils m'ont endormie. Mais j'étais bien entourée. L'impression d'une fin de parcours. Mais j'étais trop prise par la douleur et le moment pour en retenir des impressions. »

Les femmes le vivent différemment en fonction de la douleur, du stress et du nombre d'ovocytes à ponctionner.

98% d'entre elles disent avoir été bien entourées par l'équipe médicale.

Le transfert d'embryons

« J'ai eu le transfert » me dit une femme. Ce mot a un impact très fort et fait résonner tout l'espoir, tout le « transfert » mis sur la technique prometteuse d'enfant. Cet acte est porteur d'une efficacité symbolique certaine et a à voir avec la place qu'occupe imaginairement le médecin pour le patient dans l'acte fertilisant. Mais il peut être réappropriation de la fécondation :

« J'ai eu l'impression qu'à ce moment là, ce n'était plus le médecin qui agissait, comme si le couple redevenait normal. C'était le bout d'une course d'obstacles, même si on n 'était pas sûr que ça marche. »

« Le transfert se fait naturellement. C'est aussi simple qu'une insémination. »

Le temps du transfert est aussi celui de la référence au mythe, à la poésie et aux questions éthiques sous-jacentes.

Un homme me dira sur le ton de la plaisanterie mais néanmoins surprenante lorsque je leur demandais quelle avait été l'impression retenue de ce moment : *« On a rencontré Dieu. »*

Un autre patient souhaitait demander à récupérer l'éprouvette dans laquelle l'embryon avait pris vie.

Puis, plus loin « c'est une conception médicalement assistée. Il n'y a pas eu d'extase. Pas de petite histoire. On sent la différence avec l'absence de sexualité. »

Ceci nous ramène à la constatation qu'il est parfois nécessaire de rappeler que la procréation ne se joue pas dans la rencontre des gamètes sur le plan uniquement organique mais bien dans la sexualité dont la complexité est d'être prise à la fois dans le registre du langage, mais aussi de ce qui nous dépasse.

De fait, il est fréquent dans le propos des patients d'entendre le besoin de « gommer » le côté instrumental de la procréation : « le médecin compte peu dans la conception », « le couple redevient normal », afin de se la réapproprier au plan symbolique.

C'est la raison de ce que j'ai appelé « l'appel au mythe », afin de réinsuffler la place symbolique et structurante du « mystère de l'origine ».

L'attente après le transfert

C'est un des temps les plus angoissants et les patients le vivent quasiment seuls car ils sont à l'extérieur du contexte hospitalier. C'est l'attente du moment de la prise de sang qui révélera s'il y a grossesse ou non. Les patients sont alors soutenus par les sages-femmes auxquelles ils peuvent téléphoner et qui effectuent un travail de soutien psychologique important.

Malgré l'angoisse, cette étape est quand même vécue comme heureuse car elle signe une victoire de la fertilité prouvée par le transfert de l'embryon. La dynamique de la fertilité est victorieuse sur l'humiliation de la stérilité. Pourtant, l'enfant n'est pas encore là et ici encore, la prise en charge doit s'étendre au-delà des murs de l'hôpital sur un plan non-médical mais psychoaffectif car tout peut encore basculer.

Représentation subjective de la participation au protocole médical

Cette partie concerne le sentiment des patients quant à l'état d'objet de soin. Ils expriment différemment leur position face à la saisie médicale en fonction du fait qu'ils se sentent plutôt « actifs » ou « passifs » au cours de cette expérience :

« La seule solution, c'est la F.I.V. Il faut donc s'y plier. »

« On y va sans être là. »

Cette expression signe un retrait subjectif de la participation à l'acte procréatif en tant que sujet. Cette position mène à un désinvestissement :

« C'est pas énorme le manque de l'absence [d'enfant]. *On vit bien comme ça. Mon mari le vivait moins bien que moi. Je ne peux pas aller au bout des quatre tentatives. »*

« C'est de plus en plus dur à chaque fois. » (Il s'agit d'une stérilité dite « idiopathique »).

« On subit un peu quand même. Surtout avec les impératifs horaires. Il faut être disponible. On n'a pas de prise. Ce sont eux qui décident. On était plus enthousiastes au départ. »

« On vit avec le calendrier. L'idée de l'enfant est très loin là-dedans. »

La traversée du protocole provoque un sentiment passif qui fait suite à la normalisation induite par le suivi habituel chez le gynécologue. Il est ici exprimé en des termes crus qui sont la verbalisation d'un ressentiment à l'égard d'actes vécus comme violant l'intimité :

« Nous les femmes, on a l'habitude de subir et d'écarter les jambes. Les hommes n'y sont pas habitués. »

Ce même sentiment est exprimé de façon plus réactive chez d'autres femmes :

« Je ne supporte pas de dépendre. Entrer dans le médical m'est insupportable. Surtout au milieu d'hommes. C'est insupportable d'impliquer d'autres personnes dans l'intimité. »

« Ce n 'est pas facile de se confier à un homme, de tout raconter en détail. Les examens ne sont pas faciles avec un homme. Ce n 'est pas possible de parler de sexualité. »

Être « passé par-là » provoque des mutations éthiques chez certains patients dont les professions sont médicales :

« Être passé de l'autre côté modifie la pratique » dit un couple d'infirmiers *« On a un sentiment d'infériorité côté patient. »*

Ce sentiment d'être passé de l'autre côté de la barrière, ou du miroir, se complexifie quand il y a gestion intellectuelle de paramètres dans une position de dépendance :

« Le fait d'être médecin et de savoir les inconvénients de la F.I.V. a rendu encore plus difficile le verdict de la F.I.V. », dit une femme généraliste.

« C'est plus lourd d'être instruite médicalement » Mme est pharmacienne *« On se pose plus de questions. On a plus de paramètres à gérer. Je pense que c 'est psychologique. Je crois savoir pourquoi. J'ai un déficit hypothalamo-hypophysaire. J'ai un blocage, je sais où. »*

Le sentiment insupportable d'être objet de soin et d'être dépendant peut se convertir. Les patients disent alors « se sentir actifs » :

« On doit être actifs pour garder une certaine maîtrise. Pour que ça ne se passe pas en dehors de nous, même si on est dépendants des probabilités. »

« Entrer dans leur logique est la seule possibilité pour être sujet. »

Ainsi, cette femme qui a vécu un des examens comme traumatisant dans un premier centre hospitalier, s'est-elle peu à peu réapproprié le processus créatif :

« Quand on a l'impression qu'un médecin ne sait pas, on a l'impression d'être un cobaye. On est toujours un peu cobaye, mais quand il sait, on est un peu complice, on peut discuter. J'ai été endormie pour l'hystérographie, alors que normalement, on n'endort pas. J'ai eu l'impression d'être un objet. Psychologiquement, c'était la fin. On a besoin d'être rassurée. D'être active, sinon on a l'impression d'être un morceau de viande. J'ai été attachée à la première hystérographie. Je veux participer au même titre que le médecin. La façon dont ça se passe est conditionnée par mon psychisme. C'est un traumatisme... On n'est plus un être humain. On n'est pas mort, on est encore chaud... Le médecin est un peu l'artisan du bébé. C'est lui qui prend des choses de

nous deux. C'est un peu le père... On s'est dit tant pis! On veut un enfant, on va les utiliser. On va se servir d'eux comme des techniciens. La première fois, j'étais en position passive. Pour moi, c'était un peu le Père Noël. Après, on a retourné la situation. »

Représentation subjective de la prise en charge

Il s'agit de pointer ce que représente pour les patients la notion de prise en charge. La représentation imaginaire du médecin et du corps médical est ici exprimée par les patients selon deux types d'orientation.

La première a une visée d'efficacité scientifique et d'information.

Ce qui est demandé au médecin est :

« De donner satisfaction. »

« Qu'il dise la vérité et explique les étapes. »

« Qu'il donne une information complète et surtout vraie »

« Qu'il fasse pratiquer tous les examens et qu'il trouve la cause. »

« Qu'il donne beaucoup d'explications et uniquement médicales. »

« Le rôle du spécialiste, c'est l'efficacité du traitement. Qu'il y ait des résultats. Qu'il propose tout ce qui existe. »

La seconde tendance est orientée vers une demande de confidence, de soutien affectif :

« On a besoin d'être rassurés. »

« Qu'il nous donne l'espoir. »

« Il est une aide morale. Quelqu'un à qui on doit pouvoir se confier. »

« Qu'il nous comprenne. »

« Il faut pouvoir lui raconter ses petites misères. »

« Qu'il me donne mes chances. »

« Je lui demande un soutien psychologique et une grande compréhension pour traverser ces dures épreuves. »

« Il faut qu'il nous rassure. On lui met notre vie entre les mains. »

Le transfert est ici porté sur le médecin et non sur la technique. Le moteur qui relance l'espoir est ici le médecin. Il occupe alors une place parentale imaginaire liée ici à position de dépendance.

Lorsque le transfert ne s'effectue pas sur la parole du médecin, le besoin « d'être pris en charge » se reporte sur une demande de soutien médicamenteux :

Après une fausse couche expulsant un œuf blanc, une femme exprime une très forte angoisse de grossesse anormale. La proposition du médecin d'arrêter l'induction de l'ovulation la laisse déçue et désappointée. Le médicament semble avoir ici une efficacité symbolique qui peut restaurer le maillon manquant pour que la fécondité ait lieu si un soutien autre que chimique ne lui est pas proposé.

À l'exception de deux cas, les patients disent avoir le sentiment d'être «bien pris en charge » et avoir « de très bons rapports avec l'équipe médicale », « sentir une bonne coordination » et disent qu'ils joignent facilement les sages-femmes s'ils le souhaitent. Pour l'un des deux cas évoqués, le sentiment « d'être mal pris en charge » semble être lié au fait que cette femme se sent « ballottée » de médecin en médecin depuis quatre ans sans qu'ils trouvent ce dont elle souffre, « et il faut encore continuer. »

Les patients qui ressentent le besoin de « se confier » souhaiteraient un espace réservé à la parole au sein de l'hôpital.

Au contraire, ceux qui s'orientent vers « l'efficacité » ne souhaitent pas « étaler encore plus leur intimité ».

L'évaluation subjective de la prise en charge par le patient est liée également aux antécédents médicaux. Le protocole devient alors une prise en charge du passé traumatique et permet une réparation :

« J'étais venu croyant que c'était une appendicite à l'hôpital de P.. En fait, c'était une grossesse extra-utérine. La trompe a éclaté. Ils m'ont bousillé l'autre. Les médecins me l'ont caché pendant six jours. Ils se sont esquivés. J'ai le sentiment d'avoir été dupée. Il n'y a pas eu de reconnaissance de l'erreur médicale. Ils m'ont dit qu'il me restait la F.I.V. ou l'adoption. »

« Je me suis fait avoir la première fois. Il est parti après le premier rapport sexuel. J'avais 17 ans. Ma mère ne voulait pas que je garde l'enfant. J'ai attrapé une infection. J'ai fait une grossesse extra-utérine et on m'a enlevé une trompe. J'ai fait une deuxième grossesse extra-utérine il y a deux ans. On me dit qu'il vaut mieux la F.I.V. que des grossesses extra-utérines à répétition. »

Après une épididymite mal soigné à l'armée, *« Ils m'ont pourri la vie »*, une salpingectomie intervenant au moment du désir d'un troisième enfant, la F.I.V. est proposée et mieux acceptée parce que deux enfants sont déjà nés naturellement. Le deuil de la fertilité naturelle est ici compensé par une F.I.V. réparatrice. Cette femme précise :

« Je n'ai pas de compte à rendre sur ce désir de troisième enfant. J'ai le droit d'en avoir autant que je veux. »

Ces différents propos cités signent la vivacité d'une résurgence du sujet qui parvient un tant soit peu à poser son existence face à une volonté d'assujettissement.

Dans une fine analyse de l'idéologisation de la santé, deux auteurs[7], à travers leur thèse de la « médicalisation de l'existence », s'interrogent : « Ne sommes-nous pas dans une culture hypocrite du désaveu qui ferait réapparaître dans son discours moral et juridique la notion d'individu que, dans ses pratiques de massification et de totalitarisme mou, cette même culture à contribué à mettre en pièces ? Paradoxe

---

[7] Roland Gori et Marie-José Del Volgo. « La santé totalitaire » Champs essai. Flammarion.

pervers, une telle technologie discursive exigerait de l'individu qu'il adhère non seulement à son assujettissement mais plus encore à sa mise en pièces. L'individu indivisible et autonome - qui se donne sa propre loi - n'aurait plus alors comme seul choix que d'aimer et de désirer sa propre abolition ».

Les paroles des patients attestent de cette vérité alors que du sujet résiste à « l'aliénation politique à une civilisation de la santé qui le normalise au profit du gouvernement des conduites et de leur marchandisation économique. »... « Cette "normalisation" des conduites au profit des gouvernements des conduites et du marché du vivant accomplit une passion de l'ordre qui contraint le sujet au conformisme individuel. »

La révélation de problèmes de faible fertilité chez les hommes est un choc, tout comme chez les femmes.

Néanmoins, ce qui diffère entre hommes et femmes du point de vue du rapport à leur pathologie est d'une part, la rupture avec des traditions qui veulent que « la stérilité » soit une « faute » féminine, et d'autre part avec la difficulté du regard sur l'invisible : La représentation de la fécondité féminine est celle de « l'intérieur », du mystère. Celle de la fertilité masculine est portée sur l'extérieur, confondant ainsi virilité et fertilité. Le regard habituel posé sur ce qui se voit du côté masculin est ici bouleversé et renvoyé au « mystère féminin » :

« C'est comme une maladie dont on ne verrait pas la trace à l'extérieur. »

« Ça a été un choc. C'était pas possible, on ne s'en rendait pas compte. »

« Il ne s'y attendait pas, il est abasourdi. »

« Il le vit très mal. Il ne comprend pas. Il a été un peu réhabilité par le médecin. » (Le patient est d'origine africaine) *« Dans notre culture, si un homme est infertile, c'est comme s'il était émasculé. Il est*

mis à l'écart. Si l'homme est infertile, la femme va faire un enfant ailleurs et le secret est gardé. Si c'est dit à l'extérieur, c'est le divorce. »

La souffrance de l'infertilité chez les hommes est aussi grande que chez les femmes mais elle est culturellement moins bien admise. Des patientes rapportent souvent qu'elles ont « de la chance » que leur mari vienne aux examens car certains de leurs amis dans le même cas refusent de s'y plier, laissant leur compagne sans réponse à l'absence d'enfant. Les patients, au contraire, qui traversent l'expérience des examens se « soumettent », d'une façon désinvestie.

La proposition d'abandon de leur paternité biologique pour un don de sperme est alors reçue dans une sorte d'indifférence apparente.

Il est difficile dans ce cas d'entendre autre chose que le discours standard posant que « le père est celui qui élève l'enfant. »

Ceci reste vrai et réactualise le fondement du « Pater incertus », mais dans un contexte scientifique qui déplace la notion de vérité dans le réel organique, cette phrase « kit » tient lieu pour une part de dénégation.

Elle l'est aussi pour les femmes qui ont eu recours à un don. Elles exposent la même phrase, pourtant se glisse toujours à un moment du discours la crainte que l'enfant « apprenne un jour la vérité. »

Le questionnement épineux quant à « La Vérité », rabattu par le discours scientifique sur le réel visible peut avoir des effets destructurants du point de vue symbolique :

« Il n 'est pas le vrai père [du point de vue biologique] *mais il est le Père puisque le père c'est celui qui élève l'enfant* [du point de vue symbolique] »...

Dans ce cas, l'exposition de la problématique est très peu fréquente. Certaines femmes préfèrent même dire à leur entourage que ce sont elles qui ont un problème. Cette problématique de l'échange de paroles ou de non-dit sur l'infertilité entre le couple et les parents fait entrer d'emblée dans la dimension de la filiation et de l'institution familiale.

Elle dépasse le strict cadre de la prise en charge médicale ou de l'enfant réel recherché. Cette dimension est flagrante dans le cas de situation d'infertilité liée au Dystilbène. Ce médicament pris par les femmes enceintes il y a une cinquantaine d'années leur a permis de sauver une grossesse menacée de fausse couche, mais en même temps a provoqué des malformations et pathologies des organes reproducteurs chez les enfants.

L'effet pervers complexe de ce phénomène a pour conséquence d'induire un « échange » de culpabilité entre mère et fille : une patiente dira que sa mère a « fini par avouer » qu'elle avait pris du Dystilbène.

Une autre femme dans ce même cas dira lors de l'entretien où elle relate une dépression nerveuse qu'elle se sentait « coupable de vivre », qu'il avait fallu « vivre à la vie » pour sortir de sa tristesse et en venir à la F.I.V. :

« J'allais mourir si on ne me coupait pas les trompes. »

L'entrée dans le protocole médical est alourdie par la résurgence à ce moment-là de l'histoire familiale et de ses difficultés. Ici se fait jour la question de la transmission entre parents et enfants.

Ce qui est dit sur les problèmes de fertilité prend l'aspect de compte à rendre à la famille :

« On ne leur dit pas pour l'instant, pour qu'ils n 'aient pas de faux espoirs. »

Beaucoup d'évocations d'histoires douloureuses sont mêlées à une problématique de famille nombreuse. Il semble difficile de trouver sa place, son identité pour trouver ses marques et passer au stade de parents.

Cette femme a eu huit frères et sœurs :

« On a commencé à couper les ponts avec la famille et on a commencé à vivre. J'ai fait un bout d'analyse. On ne peut pas faire d'enfant avant d'avoir digéré ce poids. C'est difficile de trouver sa place. On s'en prend à un frère ou une sœur. On ne se sent plus le droit de critiquer les parents malgré les rancœurs : j'étais la deuxième et j'ai donc secondé ma mère. J'avais des responsabilités d'adulte sur des épaules d'enfant. A la fois on doit tout et on ne doit rien. »

Ce patient a eu douze frères et sœurs. Il a eu recours à un don de sperme pour azoospermie. Il est le dernier de la fratrie. Un frère est décédé à l'âge de 17 ans, un autre à la naissance et il y a eu ensuite trois ou quatre fausses couches. Sa mère avait 45 ans quand il est né. Son père est décédé il y a deux ans, après quinze années de maladie de Parkinson.

Dans ce couple, la femme vit sa stérilité comme un « grand handicap » et en éprouve une très grande culpabilité. Elle a eu huit frères et sœurs. Elle ne parle pas de ses problèmes avec sa mère sinon elle « devient une boule de nerf ». Elle n'en parle pas avec son père. A la fin de l'entretien, elle ponctue par ce qui semble un aveu :

« Ce n 'est pas mon vrai père. Mais il n 'y a qu'un vrai père, celui qui élève les enfants. Je ne veux pas en parler. Je n 'y pense plus du tout. »

Pour cette autre femme, les problèmes de famille et d'infertilité se conjuguent particulièrement douloureusement. Huit grossesses se sont succédées en quatorze ans de traitement et se sont toutes soldées par des fausses couches.

La première portait des jumeaux et s'arrêta à cinq mois après un coup de poing qu'une sœur lui avait donné pour une histoire d'argent. Elle était la neuvième d'une fratrie de onze enfants. Elle ne s'entend plus avec sa mère depuis qu'elle est mariée. Elle préférait les garçons :

« Mon père me préférait. C'est nous qui nous sommes occupés de mon père, il est mort d'un cancer du poumon. Il y a beaucoup de jalousie entre mes frères et sœurs, des réflexions permanentes. Là, je n 'ai plus d'espoir. »

Dans l'évocation des souvenirs de fratrie nombreuse, une phrase identique revient très souvent :

« C'était peut-être une très grande joie pour ma mère d'avoir autant d'enfants, mais je ne l'ai pas ressentie. »

La patiente, après avoir prononcé ces paroles, ajoute :

« Je ne sais pas si j'aurais bien supporté le fait d'être très féconde parce que je ne prenais pas de contraception. »

Des deuils non traversés resurgissant violemment à ce moment-là : une patiente a accompagné la maladie de sa mère chez elle après de longs moins de traitement de morphine pour apaiser les douleurs du cancer. Les hallucinations provoquées par cette substance l'ont beaucoup impressionnée, comme si sa mère était déchue de sa position parentale. Son père est mort d'une hémorragie cérébrale :

« II a fallu devenir adulte d'un coup. C'est difficile encore maintenant. » Elle éclate en sanglots.

Un couple se présente à la consultation très déprimé après un verdict violant de « sperme catastrophique » mais, jugé par le médecin susceptible de fécondité. La patiente a renoncé à y parvenir par eux-mêmes, mais ne veut pas de don de sperme. Lui ne semble pas trop se prononcer. Lors de la consultation, il répète trois fois son prénom, mais de façon inaudible. Avec moi, il m'expliquera que son frère d'un an son aîné est décédé à l'âge de trois jours. Le prénom de ce dernier correspond en français, traduit du grec ancien, au même prénom que le patient.

Une autre figure importante de son histoire est celle d'un oncle dont le jumeau est décédé très jeune. Le patient a effectué quasiment le même travail que celui-ci et occupait le même bureau à 30 ans d'écart. Il est traité depuis l'âge de 4 ans pour épilepsie. Une sorte d'atmosphère mélancolique l'entoure et l'englue, qu'il qualifie lui-même de morbide.

Le rôle de l'entourage familial

La famille est perçue comme encourageant dans certains cas, oppressante dans d'autres :

« En famille, on coupe court aux discussions. »

La tendance psychologisante est ici aussi présente et blessante :

« Dans ma famille, on nous dit que c 'est psychologique. On n 'en parle pas trop. Ça met les gens mal à l'aise. »

La plupart des couples mettent leur famille au courant de leur problème, ce qui ne rend pas toujours la situation plus légère :

« Dans les deux familles, tout le monde est au courant. Il y a eu beaucoup d'histoires de famille. »

De plus, la F.I.V. est parfois rejetée totalement par l'entourage familial. Les patients sont alors isolés, le couple se resserre et se love au sein de la prise en charge médicale :

« On a l'impression de se débrouiller seuls. Les parents disent d'arrêter, que je m'esquinte la santé. Il faut l'aide du médecin. L'aide de quelqu'un. »

« J'ai eu trois enfants avec un premier mari puis j'ai demandé une ligature. (Elle avait 23 ans)

Avec mon deuxième mari, j'ai demandé une F.I.V. Ma mère est contre. Elle pense que j'en ai eu assez. »

« Ma mère ne m'encourage pas. Elle m'a dit : "Tu n'en auras jamais" ».

Le sentiment d'isolement dépend donc de la réaction familiale mais ce qui est commun aux deux types de cas est l'exposition des problèmes d'infertilité qui fait pénétrer l'entourage au sein de l'intimité du couple. Elle se confond avec la sphère de la sexualité sous l'angle de la remise en cause de la virilité masculine lorsqu'il y a don de sperme.

Les limites de la prise en charge

L'offre médicale, comme nous allons le voir à travers un entretien de consultation, reste technique et non-soutien psychoaffectif. Des solutions de « colmatage » de l'échec peuvent être proposées mais elles ne font pas partie de la dynamique médico-instrumentale.

L'espoir et le transfert qui ont été le moteur de la traversée du protocole ont induit de faire considérer le processus des tentatives comme le modèle de Référence fertilisante. Lorsqu'elle échoue, les patients sont « éjectés » du système, ou du moins le ressentent-ils comme tel, sans qu'un travail de deuil ou de préparation à une autre solution ait été vraiment envisagé.

La visée instrumentale reste l'obtention de l'enfant et la traversée de la F.I.V. sera un souvenir difficile mais heureux si elle est couronnée de succès. Dans le cas contraire, elle reste un échec total, non seulement parce qu'elle n'a pas donné d'enfant, mais en plus parce que les patients demeurent dans un sentiment d'échec que l'organisation médicale ne propose pas de convertir en deuil permettant de s'orienter différemment vers la vie.

Ainsi, cet entretien de consultation après l'échec de la quatrième tentative montre-t-il celui du système qui fonctionne sans solution autre pour les patients que l'essayage des techniques.

Ici, la patiente s'effondre. Il s'agit d'un problème d'anticorps insoluble pour l'instant :

Le médecin : *« Vous pouvez faire des démarches pour le don de sperme. »*

La patiente : *« Si vous dites que les techniques évoluent pas mal, peut-être que dans deux ans on trouvera un système pour les anticorps. »*

Le médecin : *« Si on laisse passer le temps, c'est jouable pour de nouvelles techniques. »*

La patiente *: « On peut aussi attendre indéfiniment. »*

Le médecin *: «Aujourd'hui, on obtient des grossesses avec des problèmes de sperme avec lesquels on n 'y arrivait pas avant. Je vous propose que le dossier soit rediscuté et je vous écris. Il est probable que ça marchera mieux mais il manque quelque chose au niveau de la technique. Je suis déçu comme vous. Je n'ai aucun plaisir à revoir les gens sans résultat. »*

La patiente *: « S'il y a une évolution au niveau technique, est-ce qu'on vous recontacte ? »*

Le médecin : *« Oui, éventuellement, je vous recontacterais. Mais je ne crois pas. Autrement, si vous voulez faire une demande au C.E.C.O.S. Ensuite, vous pourrez aller voir un psychologue. Vous tenez le coup ? »*

La patiente éclate en sanglots.

Le patient : *« Non. »*

Le médecin : *« C'est peut-être bon de ne pas porter cela tout seul. Il y a quelqu'un dans le service. »*

La patiente : *« Non. »*

Le médecin *: « On a un avantage sur le dossier, le sperme n'est pas altéré. Mais on pensait que le score serait meilleur. La chance de grossesse avec un seul embryon est faible. Je ne voulais pas vous décourager. Peut-être que j'ai eu tort sur le plan psychologique mais au moins, je ne vous ai pas raconté d'histoires. Les choses évoluent, peut-être que dans un ou deux ans, on aura de meilleures techniques à vous proposer. Vous avez l'opportunité de la demande d'adoption. »*

Le patient : *« La technique de don est envisageable ? »*

Le médecin : *« On va peut-être se réunir Mardi. Vous envisagez cette solution ? »* **Le patient :** *« On a plus pensé à la micro, mais si vous dites que ce n 'est pas possible... »*

Le médecin : *« C'est très difficile de vous lancer dans quelque chose et aussi de vous dire d'attendre. Pourquoi le cas avec donneur vous poserait des problèmes. Mais même s'il y a don, ça peut-être un processus long, on ne connaît pas l'issue de ce qu'on engage. »*

Face aux hésitations du médecin, les patients sont laissés sans réponse ou chemin vraiment tracé ensemble.

On s'aperçoit ici que le mot « prise en charge sanitaire » est évalué en termes de rapports entre les techniques existantes et les pathologies qui peuvent leur correspondre.

La prise en charge n'inclue pas le soutien psychoaffectif lors du protocole.

L'espoir est généré par l'existence de techniques, mais aucune, au sein du dispositif médical, n'est assurée pour faire face au désespoir.

Lorsqu'on aborde la quatrième tentative, il s'agit de se préparer au risque d'échec. Mais cette dynamique vitale de l'espérance est générée par le processus des tentatives. Il faut d'abord aller jusqu'au bout des techniques pour être déculpabilisé et repérer ensuite, éventuellement, la fertilité naturelle lorsqu'il est question de stérilité idiopathique, comme ici :

« Certains disent qu'après la F.I.V., ça marche impeccable. Si ça ne marche pas avec la F.I.V., on a l'espoir que ça vienne naturellement grâce à la F.I.V.[8] *»*

Mais à la base, il y a un impossible à gérer, car « pour que ça marche, il faut y croire à 100% » disent les patients et pourtant,

---

[8] Ces propos sont induits par le discours médical indiquant que les traitements par F.I.V. améliorent l'état des trompes.

en même temps, il faut se référer intellectuellement à la probabilité statistique des 13% de chances de réussite.

Cette bipolarité induit des incohérences que relèvent les patientes :

« On nous dit qu'il ne faut pas trop y penser, sinon ça peut bloquer. Mais en même temps, on vous demande de faire des courbes de température tous les matins. Comment voulez-vous qu'on n'y pense pas ? »

Pour tenir la distance en cours de protocole, il faut parfois se forcer à y croire :

« On essaie d'y croire sans illusion. Le médecin nous avait prévenus qu'il n'y avait pas beaucoup de chances. »

Après la déception de l'échec d'une tentative, « c'est l'espoir qui permet de continuer le traitement. »

Cette dimension est lourde à gérer psychologiquement :

« S'il y a échec, on ne sait pas ce que l'on fera. Il y a eu trop de déception. Il faut penser à autre chose. Essayer d'oublier un peu, avoir d'autres projets. »

Lorsque la charge énergétique s'inverse, elle mène les patients vers le désespoir. Je souhaite souligner le danger psychologique qu'encourent les patients en cas d'échec mais aussi tout au long de la prise en charge. Ceci tout d'abord parce que toute la vie des patients est captée par le médical :

« L'attente rend le traitement difficile. On ne vit que par ça. La vie est rythmée par ça. On dépend d'eux. »

Les patients sont totalement dépendants des obligations médicales. C'est ici que le terme « prise en charge » prend sa dimension.

Ce sont également des moments de traversées difficiles pour le couple :

« J'ai eu des moments d'espoir et de désespoir où j'avais peur de perdre mon mari si je ne pouvais pas avoir d'enfant. »

Néanmoins, 98% des couples interrogés en cours de protocole, au moment de la ponction ou du transfert, disent s'être « rapprochés » ou « soudés » par l'épreuve d'infertilité médicalisée qui prend alors valeur d'un don mutuel. Il est clair que ceux qui n'ont pas pu aller l'un vers l'autre ne pourront traverser la F.I.V. Quelques femmes l'ont vécu dans une grande solitude :

« Je me retrouve seule avec mes angoisses, pour ne pas gêner les autres. »

La « dynamo » des tentatives générant l'espoir ne fonctionne pas toujours et les patientes peuvent être psychologiquement en danger en cas d'échec même avant la dernière tentative, comme dans ce cas déjà cité :

« Entre la deuxième et la troisième tentative, il y a eu un début de grossesse. Puis plus rien. C'était ma faute, la faute de mon corps. J'ai fait une tentative de suicide. »

Si peu d'exemples aussi dramatiques ont été rencontrés, il faut néanmoins souligner ce risque et évaluer la potentialité de telles issues.

Nous insistons donc sur le fait que l'échec entre les tentatives de F.I.V. provoque un affect à gérer qui se déploie sur une palette d'émotions allant de la simple déception car « il y a d'autres tentatives » au désespoir conduisant certaines patientes à la tentative de suicide.

Le travail de soutien psychologique est effectué en majeure partie par les sages-femmes. Mais lorsque les quatre tentatives sont épuisées, touchant à la limite de l'offre médicale, les patients se retrouvent seuls pour gérer leur désespoir.

Il faut donc insister sur la fragilité affective dans laquelle se trouvent les patients en cas d'échec, mais aussi tout au long de la prise en charge. Les à-coups de la dynamique de l'espérance sont aussi épuisants que la technique médicale, de plus accrus pour beaucoup par les déplacements sur le lieu hospitalier.

Cette donnée fondamentale est à prendre en compte alors que ce sont les sages-femmes qui effectuent quasiment seules ce travail de soutien à l'égard des patients. La présence d'un psychologue dans le service que l'on peut, ou non, aller voir, ne semble pas suffisante.

Le transfert : question d'adresse

D'autre part, pour ce qui est de la proposition du médecin d'avoir un soutien psychologique, nous pensons que cette « adjonction du psy » se trouve dans l'impasse du médical car cet espace est proposé uniquement lorsque la technique est en échec. Les patients le sentent et c'est le processus de l'offre et de la demande de technologies du marché scientifique qui est relancé, ne faisant que retarder l'épreuve de l'échec pour les patients s'ils vont « voir ailleurs ».

Dans l'exemple suivant, la proposition est, me semble-t-il, ambiguë puisque les patients sont en droit d'attendre une réponse sur le plan organique, même si la pathologie peut-être qualifiée de psychosomatique.

Il s'agit ici de la présence d'un kyste ou d'une tumeur au cerveau pouvant expliquer un taux de prolactine élevé empêchant la grossesse. Le premier gynécologue consulté a ouvert un dossier pour « stérilité primaire ». Le médecin de la consultation lui demande si elle est « perturbée ».

La réponse que cette femme est en droit d'attendre du champ médical se déplace vers l'idéologie du « droit à l'enfant » :

« On est tous égaux. On a le droit d'avoir un enfant, comme le droit au travail. »

Son mari cherche partout des solutions pour se faire entendre :

« Le psy peut éviter une médicalisation, l'adoption est en question. Mais on s'investit sur la F.I.V., on sait qu'on peut multiplier les

tentatives. Il y a 18% de réussite. Ma femme est très anxieuse. » (Elle se met à pleurer).

Mme : *« Ma mère a fait de l'hypertension. Elle s'est suicidée. Je préfère ne pas en parler. On était une famille nombreuse [dix enfants]. Je ne pensais pas avoir des problèmes. Quant on m'a dit que j'aurais probablement des problèmes pour avoir un enfant, je me suis pris une claque. Je voulais poser des questions sur les fausses couches parce qu'on n 'est pas du même groupe. A force d'en parler... On cherche partout des réponses, on n 'a pas de référence. On s'est battu pour récupérer le dossier avec le premier gynéco. On s'est demandé s'il ne nous cachait pas quelque chose ».*

Face à ce sentiment d'avoir été dépossédés de leur vérité, ils ne trouvent pas de réponses et surtout pas de lieu pour poser les questions sous-jacentes et avoir un espace de parole.

D'autre part, l'évocation du « psy » a la plupart du temps un effet iatrogène culpabilisant. Il est représenté (ou présenté) plus comme le lieu de l'échec que celui où l'on place la parole.

L'adresse vers l'espace psychothérapeutique comporte des biais induits par le dispositif médical et par le « transfert » implicite qu'il mobilise à l'égard de la technique. Ceci rend difficile le fait d'aller consulter un thérapeute alors qu'il faudrait pour que cela fonctionne, un changement d'orientation du transfert.

Ainsi, dans cet exemple, lorsque le médecin propose de ne pas médicaliser pour une F.I.V., la demande des patients reste focalisée sur l'offre médicale en amont et les patients sont déçus.

« On n'y croit plus, on ne croit plus aux inséminations non plus, on va demander une F.I.V. au médecin. »

Ce couple a perdu confiance en sa fécondité naturelle et si la réponse du spécialiste est sage en terme d'indications, elle peut-être désespérante s'ils ne sont pas renvoyés à un autre type de transfert.

Or l'adresse vers l'espace de parole est vécu comme un pis-aller parce qu'elle n'est pas inscrite d'emblée dans le dispositif médical.

Ceci induit le fait que si l'infertilité est inexpliquée, il advient qu'au lieu d'ouvrir sur un questionnement, se développe une angoisse et une culpabilité qui seront gommées par la réponse instrumentale, venant obturer l'éventualité d'une interrogation et la possibilité de trouver un autre type d'aide.

Une patiente présente une pathologie liée à une endométriose, un ovaire lui a été ôté mais aussi confie-t-elle rencontrer des difficultés avec les rapports sexuels. Elle dit ne pas bien supporter la pénétration. Dans l'entretien avec moi, elle dira :

« Entre mon mari et moi, il y a un problème de sang. C'est une histoire de sang. » Sans que je puisse en comprendre davantage.

Si l'endométriose et l'unique ovaire justifient une consultation médicale, cette adresse est-elle la bonne dans cette histoire troublée ?

Cette question est examinée par Michèle Bydlowski[9] :

« Il s'agit de patients qui n 'auraient pas eu l'idée de consulter un psychanalyste ; de patients dont la demande s'adresse au médecin ; de patients dont le questionnement sur la dimension psychique de leur souffrance, au travers du symptôme en cause - la stérilité-, est si ténu qu'il ne peut se faire qu'adressé à un médecin qui est requis, en quelque sorte, comme garant du fait que seul le corps est bien en cause. On peut même dire que le médecin est demandé pour masquer le peu de souffrance psychique qui pourrait émerger au travers du symptôme. A travers cette transaction : offrir et recevoir le corps et seul le corps du malade, s'établit un «traité de paix» entre médecin et consultant. »

---

9 In « Souffrir de Stérilité ». *Psychanalyse à l'université*, t. 8, n°3, Juin 1985.

C'est ce que M. Tort appelle « le pacte de somatisation » à travers lequel « le sujet signe la méconnaissance d'un autre «savoir» le concernant, celui de l'inconscient. »

Si le corps médical répond mot à mot, « il se fait l'allié de cette méconnaissance ». Il ajoute :

« On ne peut se dissimuler que pour un sujet, l'ouverture d'une question sur le «vouloir un enfant» est contradictoire avec le fonctionnement même de la somatisation médicale du symptôme. »

D'autre part, des cas de conscience pour le médecin sont induits par la détention de l'objet technologique sans qu'il soit associé, à des définitions rigoureuses concernant les indications et rend difficile le choix à opérer face à une problématique affective.

La vocation du médecin est de soigner, mais au minimum de soulager la souffrance. Lorsqu'il est détenteur d'une technique qui le permet, il lui est parfois difficile de refuser de la mettre à profit face à la supplication d'une femme : Une patiente de 39 ans se présente après avoir perdu deux ans auparavant un petit garçon de 8 ans. Elle est aussi mère d'un jeune homme de 19 ans. Bien que le médecin ait jugé qu'il y avait « peu de chances », le protocole F.I.V. est accepté. Les tentatives échoueront. Le médecin a bien vu qu'il s'agissait de « remplacer » l'enfant décédé. Mais en vertu de quoi refuser sur le plan médical, alors que cette femme a 39 ans et que des F.I.V. sont effectuées pour des femmes de 30 ans sans pathologies repérables ?

Par ailleurs, un second ou un troisième enfant est souvent conçu lorsque le précédent grandit et que la femme "perd" son bébé, et le tout premier maternage. Le « remplacement » est le même, il s'agit pour la mère de faire le deuil d'une première étape de l'enfance.

La question du deuil se repose alors chez cette femme pour laquelle les tentatives des F.I.V. ont échouées. Pourtant, il est probable qu'elle aurait vécu le refus d'un protocole F.I.V. comme une injustice, la plongeant dans le désespoir.

Mais il est également probable qu'un espace de parole associé à la consultation aurait peut-être permis de l'aider à faire ce travail de deuil sans en passer par la technologie médicale.

Cette éventualité d'un espace de parole doit être mesurée pour éviter le piège d'une « collaboration » ou d'une « rivalité » entre le domaine médical et celui du spécialiste de l'écoute.

La psychanalyste Marie-Magdeleine Chatel[10], ayant travaillé deux années au sein d'un service de F.I.V., en a fait l'expérience et nous met en garde :

« Dans la polémique rivalitaire entre le savoir venant de la psychanalyse et celui venant de la médecine, à propos de la procréation, on serait tenté de caricaturer ainsi deux positions : l'une dit : "Tout peut se dire", tandis que l'autre rétorque : "Tout est substance calculable." C'est l'envers et l'endroit d'un discours sur le Tout [11] : deux façons de méconnaître le féminin comme tel. Cette polémique rivalitaire ne peut qu'entraîner la médecine dans les voies du défi. (...) C'est le cas lorsqu'un psychologue ne colle pas à la logique médicale, et alors cela joue sur le terrain de la morale et de la police, car le pouvoir est du côté des médecins. »

---

10 In *Le Désir Froid*, Éditions La Découverte, 1992. In *Malaise dans la Procréation*, Albin Michel. 1993

11 Cf. R. Frydman : « II y aura peu d'impossibilité technique à la réalisation des projets formulés par les hommes du XXe siècle » (« La procréatique »).

Une expérience d'entretiens

Les entretiens que j'ai effectués avec les patients duraient entre dix minutes et une heure trente. Les premiers, moins nombreux, étaient ainsi écourtés lorsque je sentais que les patients ne souhaitaient pas se confier.

Les seconds, qui ont été riches et chaleureux, se déroulaient spontanément. Ceci témoigne d'un désir d'exprimer une parole qui ne demande qu'à éclore si on lui laisse un espace.

Cependant, on doit aussi s'interroger sur le fait que les patients aient pu se sentir dans l'obligation de ne pas refuser l'entretien auquel le médecin les conviait. Bien que sociologue « d'origine », j'étais baptisée par ce dernier «psychologue» ou «psycho-sociologue», ce qui permettait peut-être de « faire passer la pilule », aux yeux du médecin.

Ainsi, une patiente vient-elle vers moi et me demande :

« c'est vous qui faites passer les entretiens de motivation ? »

Ces cents vingt-quatre entretiens ont permis de percevoir ce dont il est question dans ces démarches procréatives, ainsi que dans les réponses données.

Il a été possible de revoir quelques patients au cours de différentes étapes et de comparer au travers de thèmes récurrents, les différents types de populations réparties au moment :

- de la toute première consultation,
- du suivi médical après les examens déterminants le protocole,
- lorsque les patients reviennent consulter après l'échec d'une tentative,
- puis durant l'hospitalisation des patientes pour la ponction et ensuite le transfert
- et enfin à domicile, deux à quatre ans après la naissance d'un enfant conçu par F.I.V.

L'entretien qui suivait la première consultation médicale a posé plus facilement pour certains patients, la difficulté du contexte familial d'enfance. Pour d'autres, ce sera au moment de la ponction où les femmes sont plus fragilisées.

Par contre, la première consultation semble être un «déclencheur», au sens du marquage d'une étape où le problème psychologique diagnostiqué ou non découvert, met les patients face aux signifiants père et mère auxquels ils n'ont pas encore accès et qui les renvoient à leurs propres parents.

Ce qui a été échangé avec les patients a permis quelque peu de reconstituer un semblant d'unité face au morcellement lié aux investigations médicales qui les « découpe » en différentes parties organiques. La chronologie des événements depuis le début de la recherche de grossesse était reprise.

Cette reconstitution a permis non seulement de ne pas parler de soi uniquement à travers ses organes (*« En 1990, j'ai eu une salpingectomie »* etc.), mais de dire la souffrance à laquelle ils ou elles ont été confrontés à travers ces événements.

Ceci a permis, un peu, de mettre les mots qui ont manqué à ce moment-là pour dire la souffrance. Elle a pu être quelquefois un contrepoint à la médicalisation.

Les questions que je posais concernant la fratrie semblaient libérer un souffle et surprenaient parce qu'inhabituelles et semblaient soulever un voile sur de l'inédit.

Le dialogue a pu parfois être un apaisement lorsque la souffrance et l'incompréhension étaient très fortes, quand la réponse escomptée du médecin ne correspondait pas à la réalité et les désappointait ou encore lorsqu'une hésitation de la part du médecin à engager une F.I.V. quand il jugeait que l'âge et l'état organique permettaient la survenue d'une grossesse spontanée, alors qu'ils ne retrouvaient pas seuls espoir en leur fertilité naturelle. Ou bien au contraire, lorsque la proposition du médecin de s'engager dans le protocole ne leur convenait pas et qu'ils souhaitaient y parvenir de façon autonome.

L'éventualité d'une prophylaxie par un soutien psychoaffectif posé de façon systématique pourrait être évaluée. Les patients gardent toujours de toute façon la liberté de ne pas parler lorsqu'ils ne le souhaitent pas. Elle existe dans le cadre de l'I.V.G. et si elle est bien menée, c'est à dire dans une visée non culpabilisante, elle peut parfois au contraire apaiser cette incontournable dimension de la culpabilité, question d'adresse.

Le don de gamètes

« Avec un don d'ovule, ce serait moins l'enfant du couple. S'il fallait en donner un, je penserais qu'il y a un enfant de nous quelque part. »

« Non, ça ne me choque pas » répond son conjoint.

Le discours sur le problème du don est différent selon que l'on est dans ou hors de la situation.

Le regard ethnologique pose que toute société base ses rapports sociaux sur ce qui s'échange, sur le don qui est articulé à la représentation de la dette symbolique qui permet à chaque groupe humain d'expier sa culpabilité structurale.

Le « don » de matériaux humains (sang, organe, sperme, ovule) dans notre contexte scientifique a-t-il cette signification symbolique ? Est-il une façon postmoderne d'exprimer une volonté de solidarité et de réciprocité ?

Si cette question reste pour nous à l'étude, nous soulignons que ces interrogations signent peut-être l'oubli que *« la fécondation a toujours valeur d'un don*[12] *»*.

Plusieurs psychanalystes ont un regard intransigeant sur ces questions et nous ne pouvons en faire l'impasse.

---

12 Comme le rappelle Mare-Madeleine Chatel in « Malaise dans la Procréation ». Ed Albin Michel. 1993

M.M. Chatel définit le don d'ovocyte comme une « perversion altruiste » impliquant un démenti de la part du corps médical sur les enjeux de ces échanges et leur secret qu'elle qualifie de « polichinelle ». C'est « l'effroi d'une transgression » que voit Michelle Bladowski[13] chez les femmes entendues qui ont traversé cette expérience ; ou encore « un sentiment de sacrilège » chez les médecins rencontrés par Monette Vacquin[14] :

« En gardant le flou sur la définition de la stérilité, on déplace l'objectif sur la générosité de l'acte ».

Dans le cas de F.I.V. associée au don de sperme, non pour stérilité tubaire, mais pour « améliorer la fertilité du couple », nous constatons que les paroles de l'un et de l'autre membre du couple semblent évoquer un don mutuel. L'un parce qu'il renonce à partager une "parenté biologique" alors que sa femme éprouvera la joie de la maternité en son sein, l'autre parce que ce qui est subi dans son corps pourtant fertile est vécu comme un sacrifice ou un don pour partager le manque du conjoint :

« C'est bien qu'il ait accepté d'en avoir un comme ça », dit une patiente, *« il aurait pu refuser. C'est généreux de sa part. Au début, il a proposé que je parte si je voulais un enfant. J'ai refusé, je ne le laisserais pas comme ça. »*

Les questions autour du don soulèvent des pans de l'imaginaire qui ne trouvent pas à s'exprimer dans l'espace hospitalier :

« Des fois, j'y pense, au caractère du donneur. Sa vie, les conditions de sa famille, comment il est avec ses enfants. On se pose alors des questions. J'y pensais surtout pendant la grossesse. (Un premier enfant est né après trois inséminations avec

---

13 In « Les Infertiles », cite par Marie M. Chatel

14 In « Le Magasin des Enfants » collectif dirigé par Jacques Testard. Ed F. Bourin. 1990

donneur). *C'est vrai qu'elle a certains traits de caractère de mon mari.* »

Industrie et hermaphrodisation/infantilisation

Dans le contexte qui s'impose à nous, l'accès à la jouissance est codifié - pas de rapports pour le plaisir en dehors de la période autorisée-, celle de la femme est exilée, là où celle de son conjoint est mécaniquement préservée.

Cette frigidité poétique amenée par la division technologique peut conduire à une infantilisation et une perte de l'autonomie d'une fécondité mature. Le désir d'enfant peut rester enfermé dans un désir d'être enfant.

Les différences symboliques semblent être rejetées de l'organisation industrielle. Le psychanalyste Michel Tort[15] évoque un processus « d'hermaphrodisation » amenant à une «glaciation du désir ».

Pour la sociologue Laurence Gavarini[16], la différence des sexes risque d'être gommée par une « *égalité programmée avec la promotion du libéralisme économique* ».

Ainsi, hommes et femmes rendus comme réservoirs à gamètes sont-ils infantilisés parce que non séparés, leur trajectoire enfermée, alors qu'un nouage est devenu manquant pour lier désir et fécondité.

Nous allons tenter de voir comment ce phénomène d'indifférenciation peut prendre origine dans un processus d'infantilisation imposé par le contexte culturel et religieux qui a pesé sur le développement de notre civilisation occidentale.

---

15 In *Le désir froid*. Ed. La Découverte. 1992

16 In « Maternité en mouvement ». Ed. S' Martin. 1986

Nous examinerons comment ce processus a été relayé par la jeune médecine moderne qui rompt avec le lien religieux tout en maintenant la forme dogmatique du clergé.

L'église et la Science : une rivalité complice

Genèse

Au sortir de l'ère médiévale, se fond un creuset historique qui prépare la rupture avec la référence théologique, alors que le clergé catholique sort affaibli des guerres de religion[17]. Humanisme et protestantisme, en plus du nouvel ordre scientifique du monde, signent la blessure du dogme clérical catholique.

Au XVIe siècle, le contraste est frappant « entre un monde catholique où les meilleurs savants sont soit mis à l'index, soit obligés de ruser, de dissimuler, de camoufler leurs théories, soit portés au mépris de leur propre science, et un monde protestant qui honore ses savants, publie largement leurs travaux et adopte sans retard leurs meilleurs résultats »[18].

A la différence de la France, l'Angleterre protestante fournit l'exemple le plus net de collaboration entre religion et science où les travaux de Bacon dominent, portant l'idée essentielle et radicalement différente du cartésianisme que « l' on ne peut commander à la Nature sinon en lui obéissant. »

Or, en France, sous la férule catholique affaiblie mais maintenue, la science pour continuer à se développer doit couper les ponts avec le dogme clérical, ce qui entraînera progressivement et jusqu'à son apogée aux XVIIe et XIXe siècles la rupture d'avec le lien théologique et la tendance hégémoniste d'une humanité devant dominer la Nature.

C'est dans ce contexte que se développe la médecine moderne. Mais l'enjeu fondamental qu'il faut bien discerner dans ce conflit reste d'ordre métaphysique puisqu'il porte sur

---

17 In Mircea Eliade. « Histoire des croyances et des idées religieuses », T III. Bib historique. Pavot. 1953

18 In George Minois. « L'Église et la Science ». Fayard. 1991

l'origine de la vie. Au Moyen-âge, les interdits de l'Église sur la sexualité, le « péché de chair » invoqué par l'« Ève tentatrice », bien loin de celle, initiatrice dans le mythe biblique, ont été bien malmenés par le retour à l'amour néoplatonicien durant la Renaissance ainsi que par la redécouverte du Texte Initial, la Bible, pour laquelle certains humanistes apprendront l'Hébreu afin de se soustraire à la traduction.

Des courants « féministes » se sont développés durant cette période. L'amour, la sexualité et l'imaginaire féminins furent respectueusement codifiés.

Mais, paradoxe apparent, la médecine va en fait se calquer sur le moule qui fut dominant en s'engouffrant dans cette brèche.

Les protagonistes, Église et médecine qui se querellent sur l'origine de la vie, sauront à certaines périodes historiques « négocier » leurs pouvoirs tout au long de l'âge moderne pour exercer un contrôle sur la sexualité et la procréation en cadrant les « débordements de la nature féminine ».

L'enjeu sur l'origine de la vie que recèle le contrôle de la sexualité, comporte aussi la question de l'âme, du désir, de l'Autre, du libre-arbitre.

Pour les religieux. Dieu donne la vie. Pour la science, la vie surgit.

En trois siècles, le ton de la querelle ne se modifie pas. Ainsi s'exprime un auteur dans un journal catholique du début du XXème siècle :

« La petite presse incrédule trépigne d'allégresse à ne voir de la vie elle-même qu'un système d'actions et de réactions chimiques. Créer la vie est un privilège divin. C'est pourquoi les incroyants seraient trop heureux de réussir à l'imiter. »[19]

---

19 In *L'Ami*, revue catholique. 1906. Cité par George Minois, op cité p 72.

Si leurs stratégies divergent, Église et médecine poursuivent les mêmes buts procréatifs. Bien que l'Église pose des interdits sur les pratiques sexuelles, elle pousse par là-même à les transgresser et suscite donc le désir.

Par contre, la médecine n'interdit pas, mais explique rationnellement la raison de ne pas faire autrement que ce qu'elle prescrit. La transgression deviendrait alors dé-Raison. Il semble alors qu'historiquement, le concept de domination de la Nature et de la Femme aille de pair. Telle est la vision de la fonction féminine par l'Église encore au XXè siècle :

« Engagée dans les liens du mariage, la femme n 'est plus maîtresse de son corps qu'elle a livré à son mari, aux fins du mariage pour perpétrer la génération. La femme doit donc se soumettre aux exigences du mari pour accomplir son devoir conjugal, dusse-t-elle y sacrifier sa vie en la donnant tel un soldat au champ d'honneur. On ne gagne pas autrement le paradis. » [20]

C'est bien cette idée que le discours médical se soit « calqué » sur le dogme religieux qui fait utiliser à la sociologue Françoise Laborie ces titres de chapitre ironiques pour analyser les pratiques contemporaines de procréations, banalisées et voilées par l'aspect spectaculaire des dits « sorciers de la vie »[21] :

« Du miracle divin à la simplification quotidienne :
« Croissez et multipliez... les tentatives. »[22]

Par ailleurs, si d'une part, l'institution du mariage a préservé « la surveillance de la fécondation, de la grossesse et de l'accouchement qui ont été, bien avant leur forme médicalisée actuelle des pratiques traditionnelles de contrôle et d'intensification de la reproduction, dont les positions pastorales de l'Église catholique représentent aujourd'hui la

---

20 In *L'Ami*.1900

21 Telle que la presse avait baptisé les médecins de la F.I.V.

22 Françoise Laborit in « Le magasin des Enfants ». François Bourin. 1990

survivance »[23], d'autre part, la science a fait jaillir la vie hors du mystère de la pénombre pour la voir se développer dans la transparence in vitro, là où elle s'est rendue « comme maître et possesseur de la Nature ».

En se coupant d'une Référence structurante, l'homme se prend à « s'auto-causer » ou à « s'auto-déterminer ».

Cette toute-puissance contient son autodestruction (arme totale, menace écologique) qui fait poser à C. Castoriadis que « *le noyau de l'imaginaire occidental est la maîtrise rationnellement artificielle, impersonnelle et inhumaine.* »

Face à la question de la culpabilité qui nous a interrogées tout au long du travail de terrain, nous pouvons alors proposer le concept du philosophe Martin Buber :

« Il y a une culpabilité existentielle quand l'ordre du monde est remis en question. »

C'est peut-être la raison de ce qui fait dire à la psychanalyste Marie Balmary :

« Auparavant, je voyais arriver des sujets souffrants, maintenant, ce sont des êtres laminés. »

Dans un contexte dé-théologisé dans lequel la Nature a pu être mis en place de l'Autre, il y a une tentative de domination de celle-ci, la tendance est alors au sacrilège. La culpabilité existentielle peut aussi en découler.

Cette volonté de domination de le Nature qui se dévoile dans les différents champs que nous avons croisés s'exprime à travers le déploiement médico-scientifique faisant main basse au cœur du vivant : nous allons voir comment la congélation d'embryons est au centre d'un faisceau de convergences mues par la volonté de maîtrise de la pensée occidentale.

---

23 Pacla Tabeti in « L'arraisonnement des Femmes » Ed. de l'EHESS. 1985

Maîtrise du vivant

Dans un récent article[24], Jacques Testart pose l'hypothèse que la plupart des chercheurs ne supportent pas que l'embryon, « le plus petit patient », dit le Professeur Sureau, échappe à « l'inquisition de la biomédecine » alors que le reste du vivant est sous sa coupe : cette *« pulsion d'accaparement du plus petit de notre espèce pourrait ainsi relever d'une exigence de consommation cannibale ».*

De plus, il ajoute que l'embryon peut être aussi convoité comme source de profit pour le lobby industrio-pharmaceutique à l'instar des hormones naturelles remplacées par celles du génie génétique pour la stimulation des ovaires.

De la même façon, il fustige le DPI (Diagnostic Pré-Implantatoire) comme porteur d'un risque d'eugénisme dans sa banalisation conduisant systématiquement à des IVG : *« L'eugénisme est dans l'œuf plutôt que dans le fœtus ».*[25]

En effet, nous sommes passé d'un type sélectif et normatif pour l'épuration vers un modèle de races, à travers l'extermination de populations qualifiées de «sous-humanité», à un eugénisme qui se généralise, adoptant aujourd'hui une forme dite « soft ». C'est en fait d'une normalisation de l'espèce dont il s'agit :

« *Le social ne s'empare plus des individus de l'extérieur, en les massifiant de force, il s'impose à eux de l'intérieur, en jouant sur leurs demandes les plus personnelles* », dit la sociologue Laurence Gavarini.

La tentation eugéniste pourrait alors tendre vers l'unification de l'espèce en une seule race, au sens de couleur

---

24 « Cannibales et marchands à la recherche de l'embryon ». In *Libération.* 27 Avril 2009.

25 « L'irrésistible ascension de l'eugénisme ». Jacques Testart. In *Témoignage Chrétien.* 23 Juillet 2009.

de peau : ainsi cet exemple d'une femme noire inséminée par le sperme de son conjoint blanc avec l'ovule d'une femme blanche, afin a-t-elle déclaré « que son enfant ne subisse pas les humiliations qu'elle a traversées en tant que noire ».

Ce processus déclare le passage de la mécanisation du vivant à la mise en place de la transformation du vivant. C'est le type nouveau de pouvoir que décrit Michel Foucault :

« L'entrée des phénomènes propres à la vie de l'espèce humaine dans le champ du savoir est de l'ordre du pouvoir ».[26]

Le modèle industriel comme produit de la science fait signifier à Heidegger que *« l'essence même du vivant est censée se livrer à la production technique ».* Canghuilhem décrit ce phénomène comme *« une dépossession de l'homme par la médecine*[27] *».*

C'est le combat de *« la raison observante », « pas seulement spéculative mais pratique , militante et transformatrice »* comme le souligne Michel Tibon-Cornillot[28] qui précise :

« *L'analyse de chaque niveau constitutif des organismes à travers les expérimentations permet d'acquérir des processus de maîtrise de plus en plus proches de la mécanisation appliquée à la matière inerte menant à des combinaisons mécanisantes ».*

Cette maîtrise *« rationnellement artificielle, impersonnelle et inhumaine qui constitue le noyau de l'imaginaire occidental »* selon la définition de C. Castoriadis[29] nous entraîne vers la transformation du vivant : *« Les nouveaux modes de pouvoir*

---

26 Michel Foucault. « Histoire de la sexualité ». T1 « La volonté de savoir ». Gallimard. 1976.

27 Canguilhem. « Étude de l'histoire et de la philosophie des sciences ». Vrin. 1983.

28 Michel Tibon-Cornillot. « Voici le monde des démiurges ». In *Le Monde des Débats.* Janvier 1994.

29 Cornélius Castoriadis. « Voie sans issue ». In Collectif ; « Les scientifiques parlent ». Hachette 1987

abolissent l'ère des évolutions pour ouvrir celle des mutations », dit Jean Deconoy.[30]

C'est dans ce contexte que nous pouvons analyser ce fantasme tenace qu'est l'utérus artificiel. Depuis l'apparition de l'AMP, il perce régulièrement au sein de la littérature scientifique pour certains comme un «défi» :

« (...)Pour échapper à ce que certaines femmes considèrent comme des contraintes de la grossesse.» (...) «Je vois mal comment nous pourrions empêcher une évolution dans ce sens. Cela me semble devoir être un jour un nouveau défi. »[31]

Si l'histoire débute avec l'écriture, peut-elle s'arrêter avec l'inauguration des mutations? Une lente prise de conscience commence à révéler la détresse qu'elle implique et fait signifier à Bernard Edelman :[32]

« Il n'est pas impossible de rendre conciliable les Droits de l'Homme et les droits de la science mais ils révèlent un malaise, une détresse. Nous sommes parvenus à un moment où l'homme est devenu lui-même un objet technique. Transformation de l'homme en le contraignant à se produire lui-même, dans son corps en tant que matière première. L'économie de marché requiert un matériau humain productif et rentable, régi selon les lois de l'offre et de la demande. Une triple maîtrise se profile à l'horizon de l'effort médical et de l'espérance de la génération contemporaine : celle de l'hérédité, de la fécondité et du comportement. Des pouvoirs redoutables tombent entre nos mains, chaque fois davantage performants. La bioéthique est née de cette nouveauté et de cette urgence. »

---

30 Jean Decornoy. « De l'irresponsabilité mortelle à la vraie maîtrise de la vie ». In *Le Monde Diplomatique*. Mai 1992.

31 Henri Atlan. « Le monde s'est-il créé tout seul? ». Albin Michel. 2008.

32 Bernard Edelman. « L'homme, objet technique ». In *L'Express*. Février 1994.

Cette chosification mortifère fait évoquer à Pierre Legendre *« L'effroi de la non-limite ».*[33]

Tout récemment, parmi les thèses proposées au débat pour les états généraux de la bioéthique, à la rubrique « médecine préventive », pouvait-on trouver « Peut-on tout prédire? La médecine prédictive suscite l'espoir d'accéder à ce rêve millénaire : connaître son avenir », ou encore : « L'homme peut-il maîtriser son évolution?

L'hégémonie de la maîtrise scientifique déborde littéralement dans la presse de vulgarisation scientifique. Le titre de l'article, volontairement ou non provocateur, fait référence à un courant idéologique, ayant pris naissance dans les années 1950 et cherchant à modifier le génome humain au stade de l'œuf juste fécondé par transgenèse afin de créer des hommes génétiquement modifiés, dotés de qualités naturellement absentes dans notre espèce.

Imperméables au discours prudent de certains scientifiques qui mettent l'accent sur la réflexion et le principe de précaution, cette banalisation consensuelle éhontée est ainsi transcrite :

« Le dernier type d'intervention sur la reproduction humaine passe bien entendu par la modification génétique directe de la première cellule de l'embryon, une étape marquant le début de la conception humaine consciente et découlant tout naturellement des techniques sophistiquées de dépistages disponibles dans les années à venir. »[34]

Elle est analysée par Ève Seguin comme *« participant d'un mécanisme discursif faisant opérer la légitimité politique dans le discours scientifique. »*[35] Ainsi les thèmes du discours scientifique

---

[33] Pierre Legendre. « L'inestimable objet de la transmission. Étude sur le principe généalogique en occident ». Fayard. 1985.

[34] « Vers l'humain génétiquement modifié ». In *Le Monde La Recherche*. Novembre-Décembre 2009.

[35] Ève Seguin. « L'analyse politique de la science ». In *Politix*. 1996. N 36.

engendrent-ils de nouveaux enjeux politiques préparés par ces acceptions de masse.

Ève Seguin évoque *« la neutralisation des discours liés aux biotechnologies »* parfaitement illustrée par les expressions «bien entendu» et «tout naturellement».

L'assurance aveugle de l'orientation de l'article quant aux aspects négatifs des avancées technologiques et l'évidence affichée de leur mise en circulation sur le marché en est choquante :

« Lorsque le clonage reproductif fonctionnera, il ne causera vraiment aucun cataclysme. » Et encore : *« A mesure que nous fouillons notre biologie, que nous explorons tous les mécanismes de la vie, nous devenons les maîtres de notre évolution ».*

Pour Nadine Fresco, la bio-éthique est «un jardin d'acclimatation» : *« A travers un « processus discursif d'intégration anticipé», il permet un apprivoisement, une acclimatation à l'innovation pour être admise par le grand public et la législation ».*[36]

Préparant ainsi le terrain, l'auteur de l'article de vulgarisation scientifique provoque et interpelle : *« Les possibilités offertes par la technique seront telles que les demandes pour les mettre à disposition de tous dépasseront certainement celles en faveur de leur interdiction »* !...

Maîtrise du temps

En analysant différents champs d'investigation de notre culture scientifique, nous observons que le concept de temps est une donnée prépondérante de notre interrogation et de notre volonté de maîtrise. Elle traverse tout autant le champ social - et nous y reviendrons - que les sciences

---

36 Nadine Fresco. « L'assistance médicale à la procréation. Une terminologie en mouvement ». Conférence d'Agrosciences. Cycle éthique des sciences du vivant. Octobre 2001.

fondamentales, et se matérialise en conséquences au cœur de la biomédecine.

Ainsi, le problème du temps est-il au cœur des travaux des scientifiques qui sont divisés à son sujet.

Cette interrogation peut être due à la mutation conceptuelle opérée dans les années 1960 avant la découverte des processus complexes d'auto-organisation dans la matière. La vie provient alors d'une complexité auto-organisée :

«C'est un problème de savoir si le temps se déroule indépendamment des choses qui arrivent» (...) «Le temps existe-il indépendamment du Big Bang ou lui est-il intrinsèquement lié?[37] *» ; «L'opposition classique entre téléonomie et causalité repose sur deux visions de l'écoulement du temps : l'avant et l'après ; la cause et le résultat.»*[38] *;* ou encore : *« La direction du temps est peut-être ce qui unit l'ensemble de l'univers».*[39]

Un grand nombre d'ouvrages scientifiques[40] attestent de cette préoccupation au cœur de l'enjeu fantasmatique de la maîtrise de l'occident. Or, le temps terrestre nous interpelle de par le fait qu'il est synonyme du compte à rebours vers la mort.

Parce qu'il est lié à l'harmonie du cosmos, le temps est une interface entre concept et réalité, entre ce qui est maîtrisable et ce qui ne l'est pas. C'est pourquoi l'on peut considérer comme en partie effectuée la capture du temps à travers la congélation d'embryons.

Mais si le temps comme problématique au cœur de notre représentation cosmogonique n'est pas maîtrisé, en

---

37 Albert Jacquard. « Le monde s'est-il créer tout seul? » Albin Michel. 2008.

38 Joël de Rosney. *Idem*

39 Ilya Prigogine . *Idem*

40 Entre autres : « Entre le temps et l'éternité ». Ilya Prigogine. Flammarion. 1989.

revanche, l'emprise du déploiement industriel mondialisé est imprimé à toute une société.

Accélération et lutte contre le temps

Il s'agit maintenant d'analyser les conséquences des rythmes imposés à notre société par les mécanismes de marché. C'est une société toute entière qui fonctionne sur un mode « maniaco-dépressif », de l'hyper-activité folle dans le culte de l'urgence à l'anéantissement de soi et l'immobilisme de la dépression.

La course à la vitesse est au cœur de la société capitaliste. Les techniques de production sont de plus en plus efficaces, on réalise en trois jours ce qui l'était auparavant en un mois ; il s'agit de produire plus en moins de temps. L'urgence est devenue de manière générale un processus réel dans la mutation économique et elle est générée par chaque entreprise en particulier, produisant encore plus de pression et de compétitivité.

Cette urgence émerge dans notre société pour triompher de la mort où elle se dévoile comme *« logique de survie et logique de puissance : la volonté de maîtrise du temps se corrèle à l'espace*[41] *»*.

Le déploiement d'activités réalisées dans l'urgence semble être un paravent à la catastrophe qu'est la mort. Elle est le non-sens, l'absurde, n'est pas productrice de sens ni de biens. Dans un contexte culturel dé-théologisé et privé de sens transcendant ou d'idéologie porteuse d'un avenir autre que le profit matériel, il n'y a rien que l'emprise de l'immédiateté.

Le présent devient sacralisé, justifiant la logique de l'urgence. Le temps est donc l'ennemi à abattre, la perte de temps est vécue comme une mort. Cette course contre la

---

41 Nicole Aubert, « Le Culte de l'Urgence ». Champs Flammarion. 2008.

montre est un refoulement de la réalité intrinsèque au vivant, à savoir l'aspect périssable et impermanent des choses ainsi que la mort, ultime rempart à la toute puissance folle.

Ainsi, les accidents, les imprévus sont-ils vécus comme instaurant l'état d'urgence, interprétés comme crises, émergence de la réalité de l'incompréhension totale du temps, comme retour du refoulé de la mort, castration à la toute puissance.

Par opposition à la conception traditionnelle du temps cyclique dans laquelle les évènements sont récurrents et le cours du temps réversible, celle du temps linéaire de notre contexte industriel fait apparaître le temps qui passe comme perdu pour toujours.

« Cette implacable logique de fuite entraîne l'occident dans un scénario permanent de frustration par sentiment de perte du temps et défaillance de sens. Chaque perte de temps le replonge brutalement devant l'irréversible mouvement vers la mort[42] *».*

Cette hyper-tension temporelle créée par un mode imposé qui s'apparente aux phases maniaques d'un sujet en dépression impose des conditions de performance hors du commun. Le fonctionnement dans l'urgence permet alors à l'individu de régler un problème personnel, de calmer une angoisse par justification extérieure et devient le moyen de se prouver à soi-même sa propre existence. Le fonctionnement dans l'urgence est symptomatique de la quête d'une garantie de soi-même, de sa propre compétence. Les individus se disent alors « shootés » à l'urgence qui devient une construction mentale. Ils en tirent les bénéfices secondaires mais s'y aliènent inconsciemment.

Le sentiment est alors celui de posséder le temps, de se sentir maître du monde et d'en éprouver une grande jouissance. L'individu a gagné la bataille du temps, il jouit de

---

[42] *Idem.*

l'intensité de l'instant. Cette dilatation pathogène du temps est liée à la création du concept même de travail dans notre culture moderne.

Émergeant au XVIIIe siècle et prenant corps au XIXe, cette recréation artificielle du temps inséré dans le champ du travail en terme de salariat se développe : *« L'idée que le travail est sécable en unités simples susceptibles d'être combinées mécaniquement et réparti en différentes personnes est promise à un bel avenir*[43] ». Ainsi, le concept de travail émerge-t-il :

« Le travail, c'est le temps. » dit Adam Smith.

« *Ce sont donc les économistes qui « inventent » le concept de travail : pour la première fois, il lui donne une signification homogène. Mais le travail est construit, instrumental et abstrait. Son essence est le temps*[44] ».

Tissé dans la maille du temps, le travail n'a pas d'autre sens, selon des auteurs tels que Smith, Say ou Malthus que de produire des richesses. Parce que nous sommes moulés dans cette conception du travail, cela tombe sous le sens. Pourtant, les sociétés médiévales ou antiques avaient d'autres aperceptions de la notion de travail ou d'essence de la vie humaine.

Ces fondamentaux de notre société industrielle moderne et postmoderne doivent être mis en lumière pour marteler les consciences et pour comprendre le sas de compression qu'est cette association de productivisme et de course contre la montre.

Il y a une quinzaine d'années, en même temps que l'ouvrage de Dominique Méda était également publié un travail américain de Jéremy Rifkin intitulé : « La fin du

43 Dominique Méda. « Le travail. Une valeur en voie de disparition » Éditions Alto. Aubier. Paris.1995.

44 *Idem.*

travail »[45]. Loin d'être catastrophiste ou farfelu, il analysait la mécanisation du travail comme permettant la possibilité d'un emploi pour tous moyennant une réduction massive du temps de travail pour tous, dégageant l'espace d'un temps de loisirs ou d'entre-aide. C'était sans compter avec la non-limite des profits réalisés sur l'économie perverse des charges sociales individuelles.

Ces ouvrages précurseurs et éclairés ont fait alors polémique, touchant là un tabou. Il faut attendre quinze ans pour que tombe ce rempart de l'illusion combinant « un travail pour tous » et le devenu légendaire discours langue de bois du « travailler plus pour gagner plus ».

Dominique Méda récidive en 2010 à travers un ouvrage intitulé « Travail : la révolution nécessaire »[46] et ouvre une brèche pour permettre la compréhension dans l'urgence .

Ces éclairages sur le dysfonctionnement de notre contexte industriel alliant urgence et productivisme pour le profit d'un petit nombre sont fondamentaux pour comprendre que le temps humain, sensé et créatif est violé.

Auparavant, la fécondité était relié au cycle de la nature, des saisons, des lunes alors qu'il doit aujourd'hui répondre à des normes en termes de temps calculé artificiellement. Ces notions sur le travail et le temps doivent être reliées aux phénomènes d'infertilité que nous traversons alors que la stérilisation du sens du vivant touche tous les individus, y compris les enfants qui sont eux aussi soumis à une pressurisation du temps dans une école devenue marchande et ouverte au marché[47] et à la rentabilité pour le profit.

---

45 Jéremy Rifkin. « La fin du travail ». Éditions La Découverte. Paris. 1996.

46 Dominique Méda. « Travail : la révolution nécessaire. » Éditions de l'Aube. 2010.

47 Nico Hirtt. « Les nouveaux maîtres de l'école. L'enseignement européen sous la coupe du marché ». Éditions Aden. 2005.

« Les salariés trouvent dans la consommation une sorte de compensation au fait que le travail reste fondamentalement aliéné au régime capitaliste. Ou alors il s'agit de mettre le réel en conformité avec nos attentes et nos croyances : il nous faut donc mettre en place les conditions de la libération du travail. Y sommes-nous prêts? Le souhaitons-nous? Quelles modalités une telle révolution devrait-elle recouvrir? ».

Si des idées s'échangeaient dans les années 70 sur la société des loisirs et la libération du temps de travail, vingt ans plus tard, la situation s'était radicalisée après la première crise pétrolière à la fin des Trente Glorieuses. Le travail de Dominique Méda, novateur, ne put que heurter car la peur face au spectre du chômage et sa culpabilisation était déjà en place. Aujourd'hui, la peur est plus forte encore mais se fait jour une prise de conscience qu'elle est manipulée, orchestrée afin de mieux nous soumettre. Si les slogans mensongers promettant le plein emploi ont permis une élection présidentielle, c'est qu'ils représentaient un pansement sur cette peur. Aujourd'hui, nous constatons que les réponses à la crise du capitalisme sont autres et nous pouvons de nouveau réfléchir en terme de temps libéré.

Chute et catastrophisme

Le plaisir de l'instant gagné dans la course contre la montre, qu'il soit ressenti lors des temps libres ou lors du temps de travail dérape et dépasse l'individu lorsque le rythme de l'entreprise parvient à un point d'accélération tel que le salarié ne peut plus suivre.

C'est alors une angoisse de mort[48] qui étreint le sujet d'où découle un sentiment de perte de contrôle du temps, du sens du travail dans l'impossibilité d'en recueillir le fruit, du

---

48 Nicole Aubert. « Le Culte de l'Urgence ». Champs Flammarion. 2008.

contrôle de soi et de sa vie, une perte de l'idéal. La dépression apparaît alors marquée par un ralentissement et un sentiment d'arrêt du temps. L'individu se fige, simule la mort et réalise déjà une sorte de mort psychique. La dépression signe alors un abandon de la lutte et la fin de l'angoisse qui est son moteur. Certains psychiatres[49] analysent la dépression comme un « style d'action », une réponse à une situation à laquelle ne peut faire face l'individu.

C'est ainsi qu'aujourd'hui des dizaines de salariés se suicident pour échapper à la pression de l'entreprise et du système. Face à l'impossibilité de se démultiplier à l'infini pour répondre aux injections incessantes des portables, mails et autres « dé-communications » qui font vivre l'individu en plusieurs lieux et plusieurs temps simultanément à très grande vitesse, le point de rupture est atteint. Le salarié est affligé par le sentiment de ne pas être à la hauteur (elle serait ici infinie) et la dépression devient la pathologie de l'insuffisance[50] avec ou sans issue fatale face à ce délire de toute puissance infantile et pervers qui broient les individus comme des objets jetables, cassables et remplaçables.

C'est une volonté de maîtrise du vivant dans son ensemble incluant le rythme biologique du temps qui tente de s'emparer de toute l'humanité mondialisée.

L'arrêt du mouvement de la vie par la congélation d'embryon, de ce qui « croît à l'intérieur », signification du mot grec « embruon », peut-elle être alors symptomatique de cet arrêt de la course éperdue que nous venons de décrire?

---

49 Daniel Widlöcher.

50 Alain Ehrenberg.

Vers la survie de l'espèce

Ce contexte d'épuisement où les sujets sont laminés par des cadences inhumaines et l'inflation amène à espérer dans la crainte la cessation de cet enlisement : ainsi fleurissent de nouvelles chimères catastrophistes comme l'avènement de 2012 sur la toile ou sur les écrans voyant l'anéantissement de l'humanité. Les peurs millénaristes, celles d'un hyper-conflit aux probabilités bien réelles sont agitées comme des étendards auxquels se rallier pour qu'enfin il soit mis fin aux souffrances issues de la folie de ce système.

La foi en la catastrophe apocalyptique est telle que certaines associations prévoient même l'après 2012 et préparent le vote d'élus qui auraient en charge les survivants, telles que l'IHC (Institute for Human Continuity), accessibles simplement sur le net.

Mais plus proche de notre réalité, les propos du Comité de préparation des états généraux de la bioéthique retracent cette même préoccupation de conservation de l'espèce. Ainsi l'inquiétude pour notre société est-elle exposée[51] :

« Il convient de penser la bioéthique en termes d'écologie de l'espèce humaine et des biens collectifs mondiaux ».

De même, la déclaration universelle de l'UNESCO (article 2, h) souligne-elle *« l'importance de la bio-diversité et de sa préservation en tant que préoccupation commune à l'humanité ».* « *Le principe de précaution accroît l'exigence éthique vis-à-vis de l'impact des modifications de l'environnement sur la santé de l'homme* », rappelle le CCNE.

Le risque mortel, réel, est présent et déborde vers la peur de l'extinction de l'humanité, en voie de disparition comme d'autres espèces et l'ensemble du vivant.

---

[51] In « Questionnement pour les états généraux de le bioéthique » p.8. 2009.

Ainsi, la conservation de l'espèce serait fantasmatiquement assurée par la congélation d'embryons tout autant que par celle des gamètes pour lesquels certains hôpitaux proposent la cryoconservation de tissus ovariens dans le cas de personnes devant subir des chimiothérapies.

De même, l'assurance de certains médias de vulgarisation scientifique[52], dans leur soutien apporté aux découvertes de la recherche, évoquent-ils la sauvegarde de l'espèce :

« Nous découvrons le pouvoir de court-circuiter les émotions programmées tout au long de notre évolution pour orienter le comportement humain vers la survie et la reproduction ».

En effet, des pollutions environnementales sont identifiées comme responsables de la baisse de la fertilité masculine, de la « féminisation » de l'homme via les hormones et de tout le règne animal : Bisphénol A, pesticides, phtalates, hormones de synthèse à effet œstrogéniques ou anti-androgéniques que les usines de traitement des eaux ne captent pas et qui se déversent dans l'eau du robinet et autre Dystilbène en sont les principaux agents matériels et sont transcrits dans la presse[53] comme «menace sur la fertilité masculine».

Face à ces dangers matériels et enfin admis, nous avons vu qu'il existe d'autres causes d'infertilité, celles-ci d'ordre sociologiques.

Des causes sociologiques à l'infertilité

Il s'agit de prendre du recul face à cette angoisse grandissante et de considérer que nous pouvons être victimes d'une manipulation discursive stérilisante.

Le discours médical, relayé par la presse de vulgarisation, a pendant une vingtaine d'années brandit le spectre de « la

---

52 *Le Monde La Recherche*. Novembre-Décembre 2009.

53 In *Biocontact*. Juillet-Aout 2009.

stérilité », se développant à la vitesse d'une propagande pro-vaccinale.

D'autre part, le déploiement médiatique autour de la FIV a induit une démarche orientée vers cette technique chez un grand nombre de patients, préalablement convaincus qu'elle est la seule solution à « la stérilité ». Énoncer un discours sur «la stérilité», nous insistons car c'est important, est différent du fait de parler de phénomènes ou de problèmes d'infertilité, pouvant être passagers, réversibles, voire curables.

Or, les techniques d'AMP sont prothétiques, elles pallient les infertilités, elles ne les soignent pas. D'autre part, la médecine n'est pas isolée du contexte scientifique, elle en devient même le relais.

Cet appareil médico-scientifique fonctionne à la fois sur un plan thérapeutique et est en même temps traversé par les lois du marché proposant des techniques et objet technologiques dont font partie la contraception et les techniques d'AMP mises en circulation sur le marché. Elles peuvent être offertes au grand public par voie médiatique et présentées comme « le miracle de la science ».

Les patients sont alors déçus si on leur parle d'une autre technique du fait du « transfert symbolique » induit par l'offre médiatisée à laquelle les patients répondent très rapidement (six mois à un an en moyenne).

Lorsqu'aucune stérilité définitive n'est décelée, le verdict médical est celui de stérilité idiopathique, c'est-à-dire inexpliquée. L'entrée dans le protocole FIV pour « stérilités idiopathiques » fait vivre subjectivement un état de stérilité définitive aux couples, les coupant de leur autonomie fécondante en les infantilisant.

Pourtant, si entre deux cycles de FIV, une pause est effectuée, elle voit souvent la naissance d'un enfant se produire naturellement, ce qui est source de surprise puisque les parents sont « stériles ».

Par ailleurs, il est utile de rappeler qu'en amont de la période historique de la FIV se trouve le temps de la mise en circulation de la pilule contraceptive obtenue via le champ médical.

Or, si les moyens de contraceptions se trouvent chez le médecin, ceux de la conception peuvent imaginairement s'y trouver aussi.

Ce qui date d'une cinquantaine d'années est nouveau dans l'histoire de l'humanité. Jusqu'à présent la conception d'un enfant relevait de l'intimité d'un couple, elle est maintenant induite par le champ médical. La sexualité ne relève plus de l'aléatoire, du désir d'un être pour un autre, du chaos de la vie et de la poésie mais de la rencontre programmées de gamètes.

Le contrôle de la sexualité exercée par le champ médical lors du protocole de FIV fait subir une pression supplémentaire aux couples qui se retrouvent dépossédés non seulement de leur faculté fertile mais en plus de leur élan de désir charnel.

Il en découle un sentiment de culpabilité et de tristesse venant du prosaïsme de «l'hyper-réalité» des actes médicaux sans poésie.

Ces éléments tant discursifs que pratiques, développent un sentiment de stérilité qui se banalise et se généralise.

Ainsi aujourd'hui, *« frappent à la porte de l'AMP des demandes liées à une infertilité sociologique ou phénoménologique, telle celle des célibataires, veufs, des sujets trop âgés pour procréer naturellement ou celle des couples de même sexe ».*[54]

Cette volonté de maîtrise du vivant, du temps, de la sexualité est une infécondité conceptuelle qui, par la

---

[54] Geneviève Delaisi de Parceval. « Famille à tout prix ». Seuil. 2008.

négation de l'émergence du chaos de la vie et de la poésie induit une stérilité ontologique.

Les phénomènes de stérilité se développent à partir d'une infécondité de l'imaginaire.

Appel aux mythes

Lorsque le discours médical se porte sur les organes de la reproduction ou sur les gamètes, il exerce une maîtrise sur les corps, portant un regard morcelé sur le vivant, coupant l'organe du reste de l'humain.

Ce dernier est interprété comme reste, chu de l'opération fragmentaire en terme de mesure rapportées à des normes arbitraires et issues de l'état temporaire des connaissances du pathologique et non du potentiel vivant sans symptôme. Elle coupe la partie du tout, évacue l'être lorsque le regard n'est porté que sur ses organes.

Edgar Morin qualifie la pensée scientifique occidentale dont est issu le discours scientifique de *« parcellisée, compartimentée, mécaniste, disjonctive, réductionniste, (qui) brise le complexe du monde en fragments disjoints »*[55].

Un sentiment d'irréalité cauchemardesque se dégage des expressions de ceux qui traversent le découpage de la fécondation artificielle provenant de la substitution en termes trop réalistes des espaces où doit prendre place le mystère.

De la froideur de ce «parcours du combattant» tel que le qualifient les patients, émerge cependant la force de l'imaginaire, transformant le laminoir de la FIV en odyssée.

Les patients semblent « en appeler aux mythes » pour reconstruire l'histoire de leur traversée parce qu'il est nécessaire de se relier à une trame symbolique pour construire du sens et produire de la vie. C'est ce qu'exprime

---

55 Edgar Morin. « Vers l'abîme? ». *Les cahiers de l'Herne.* 2007

l'ethnologue Joseph Cambell : *« L'individu doit trouver un aspect du mythe et le transposer dans sa vie ».*[56]

Ainsi, une patiente nous fit-elle le récit des premières tentatives :

« Quand Amandine est née, ça été le rush. On a été pris en charge à Clamart. Le Docteur Belaïsh courrait partout. Testart était au labo. Le conflit de Clamart nous a beaucoup affectés. On avait des échanges avec les patients, un train de vie accéléré ; ça nous a manqué de ne plus les voir ensuite. C'était une sorte de famille qui s'était constituée ».

Présente lors du récit que nous faisaient ses parents, la petite née à Clamart et alors âgée de huit ans interrogea sa mère :

« Maman, Amandine, c'était ma sœur ? ».

Elle demandera également si Amandine était morte, pensant, alors que nous lui demandions de préciser, que cette dernière était le premier bébé de ses parents.

Cette odyssée dans le laminoir de la FIV fait office de légende. Mais au temps zéro de la naissance d'Amandine précéda l'espace fondateur de René Frydman et Jacques Testart que l'air du temps via la presse avait baptisés « Pères d'Amandine ». Un peu submergés par cette irruption symbolique, Jacques Testard parlera[57] du temps de la création pendant lequel la mère d'Amandine dira : *« J'ai fait l'amour avec les trois ».*

A la fascination pour le «bébé de la science», pourrait peut-être se superposer une touche messianique dans le surgissement de la FIV, sauvant d'une stérilité du lien social. Nous ne saurions plus procréer sans la science et l'intermédiaire du médecin.

---

56 Joseph Cambell. « Le héros aux mille visages ». R. Laffont. 1989.

57 Jacques Testart. « De l'éprouvette au bébé spectacle ». Édition Complexe. 1984.

Dans ce même esprit d'appel à un tiers porteur d'efficacité symbolique, une femme, médecin, d'origine zaïroise et inscrite en FIV, nous contait comment viennent les enfants au sein d'une ethnie matriarcale.

Une de ses amies vivant en France et originaire d'une ethnie différente de la sienne ne parvenait pas à concevoir un deuxième enfant. Après huit années d'attente, elle se décida à appeler une de ses tantes maternelles. Après avoir été comblée de cadeaux, celle-ci repartit, semble-t-il satisfaite, en déclarant qu'elle irait soumettre le problème au conseil avunculaire. L'enfant attendu naquit dans l'année qui suivit.

Mais les choses étaient moins aisées pour cette patiente dont l'ethnie Bantou avait été colonisée et où la pénétration du christianisme avait balayé la plupart des rites d'offrandes, devenus interdits. De type matriarcal, ce groupe social dirigé par un souverain était, selon son interprétation, plus facilement corruptible que le groupe matriarcal structuré autour des décisions du Conseil des Sages que le peuple pouvait contester.

Est-ce l'absence de médiation symbolique par le rituel d'offrande, par exemple, qu'il faut interroger ? Ici, c'est Dieu qui donne les enfants et lorsqu'ils ne viennent pas c'est que l'on a mal prié et qu'il n'a pas entendu ou n'a pas pu pardonner les fautes commises.

Cette patiente, ici Bantou et ailleurs médecin m'expliquait que cette sentence lui revenait régulièrement, surtout au moment des échecs de FIV. Elle était alors révoltée face à l'injustice alors qu' « il n'y avait pas de raisons que ça ne marche pas », abandonnée de Dieu et surtout sans savoir quoi faire.

Cette interrogation prise au champ de l'irrationnel intervient à un moment où on ne l'attend pas.

Glaciation et prosaïsme

A l'encontre de cette reconstitution symbolique et poétique concernant le temps de la conception, le registre du discours sur la congélation d'embryon est emprunt de fantasmes et de prosaïsme.

On peut trouver dans de nombreux forums de patients sur Internet l'expression « findus » pour signifier « embryon congelé »... Choquant à priori, ce terme se fait l'écho à la fois de la pénétration de l'économie de marché au cœur de la médecine d'AMP et à la fois d'un cynisme retraçant le double discours dans lequel sont pris les patients ainsi que l'effroi que provoque la congélation. Il est à la fois question d'un « tas de cellules », ce qui est la représentation habituelle du discours matérialiste et à la fois de « bébé » ou « bry-bry » (pour embryon). Entre d'une part le discours médical formaté et plaqué, et d'autre part les questions éthiques et la souffrance des patients, se loge l'écart entre ces deux termes.

Ainsi ce double discours s'est-il manifesté lors de notre enquête :

Un patient : *« Il a dix-neuf frères et sœurs au congélateur. Et dire qu'ils ont tous été conçus le même jour!(...) Ce ne sont que des cellules. Ils n'ont pas encore de conscience. Sinon ça poserait des cas de conscience si on doit les détruire(...) C'est un potentiel. On se retrouve avec un stock à gérer ».*

« Pour moi, non, répond sa femme. *C'est un peu de nous deux. Ce sont nos gènes. Et penser que notre fils puisse tomber amoureux de l'une de ses sœurs(...) J'ai peur que les embryons soient pris pour des expériences. C'est un peu un vol (...).* »

«Est-ce qu'il y a une mémoire cellulaire? se demande-t-il. *Il y a peut-être un doute. Comment seront ceux qui ont été décongelés? Vingt-huit mois qu'ils ont arrêté de vivre. C'est assez fou ».*

L'accord pour la congélation est donné, semble-il, par obligation ou convenance pour l'institution médicale : *« D'accord pour la congélation puisque ça se fait ».*

Mais c'est un espace où les patients se retrouvent seuls pour gérer des problèmes éthiques sans point de repère ni trame symbolique déjà tracée :

« *On s'est posé un problème moral, mais c'était pas possible de dire non.* [La congélation] *a été présentée comme facilitant le protocole, c'est-à-dire un transfert sans ponction ni recueil de sperme. C'est pour ça qu'on a signé* ».

Qu'elle soit maintenant limitée à cinq ans ou qu'elle fut illimitée comme auparavant, la congélation est porteuse de fantasmes d'inceste exprimés par la peur de patients que leur fils ne rencontrent un jour une femme issue d'un embryon de la même fratrie.

Ce scénario pas totalement irréaliste vient comme signifiant d'une transgression organisée de la sortie hors du temps via le déplacement de la conception hors du corps.

Il peut être à l'origine de l'effroi provoquant le vocable « findus », aggravé par le fait que les embryons peuvent être détruits comme des denrées alimentaires périssables et jetables ou utilisés comme matériau de laboratoire.

Le don d'embryons ne semble pas plus simple pour les patients pour qui l'idée qu'ils soient définitivement coupés de leur embryon est difficile à concevoir :

« Si on nous demande de les donner à des amis, peut-être ? » dit Madame ; *« Ce serait pire, tu verrais ton gamin chez d'autres parents »* répond Monsieur.

Pour la psychanalyste Geneviève Delaisi de Parceval, le don anonyme d'embryon est une *« bombe à retardement »* et la loi bioéthique ayant *« verrouillé l'anonymat des gamètes fait alliance avec le mensonge et le déni. En créant de toutes pièces une filiation que la loi assimile à une filiation habituelle, on supprime définitivement à l'enfant né ainsi toute chance d'avoir accès à ses origines humaines et familiales. La machination œdipienne est ici étrangement reconstituée…Sauf qu'il ne s'agit pas d'un mythe mais d'une histoire vraie ».*[58]

Produit du discours scientifique croisé à l'économie de marché, la congélation d'embryon a des conséquences sur le temps, thème encore une fois rencontré, sur celui des femmes et sur celui de la généalogie.

Une femme en parcours FIV est caractérisée par ses hormones, sa production d'ovocytes, sa « glaire » ou son état de « bonne » ou « mauvaise répondeuse ». Se résout-elle à cela ?

Pour donner un enfant au monde et pas seulement un produit de chair résultant de la rencontre de gamètes, il faut être instituée dans le symbolique et ne pas être seulement matière-matrice. Il faut qu'une femme soit reconnue comme source de vie pour qu'elle soit féconde.

A l'inverse, ce discours « mécanisant » comporte un potentiel de chosification du « matériel humain ». Dans sa volonté mortifère et aliénante, il met en jeu le questionnement ontologique du libre arbitre.

Dans un article intitulé « De l'irresponsabilité mortelle à la vraie maîtrise de la vie[59] », Jean Decornoy pose cette question : *« L'homme est-il en droit de faire de lui-même et sur lui-même tout ce qu'il veut ? ».*

Temporisation et reconnaissance de l'Autre

L'appel au mythe dont ont fait preuve les patients au cours de leur parcours médical montre que la poésie, ce souffle d'altérité, arraché au prosaïsme, est un espace nécessaire, vital ontologiquement pour qu'un être humain soit pleinement vivant et fécond.

---

58 G. Delaisi de Parceval. « Famille à tout prix ». Seuil. 2008.

59 Jean Decornoy. In *Le Monde Diplomatique* Mai 1992.

Or, la dé-temporisation effectuée par la congélation d'embryon peut être alors un éclairage violant la pénombre du temps de l'espace féminin.

Le temps secret et jusqu'alors immaîtrisable tend à être capturé. Le temps de la femme est arrêté dans sa germination, celui du fruit, ôté à son murmure, suspendu par le froid.

Or, le temps et la différence des sexes sont au cœur des mythes qui structurent le questionnement fondamental par la poésie.

Le mythe fondateur de l'occident judéo-chrétien ici commenté par Marc-Alain Ouaknin[60] et Marie Balmary[61], nous éclaire sur l'inscription de la différence représentée par le féminin pour séparer puis dés-infantiliser afin d'accéder à l'ordre de la transmission :

« Dans la plénitude sans faille, l'homme reste enfermé dans une solitude invivable. La femme ne surgit pas comme complément de l'homme, mais elle est conçue à partir de l'homme afin de le faire sortir de l'illusion de la totalité de son propre moi (…). Distancié par l'interdit de prendre la place de l'autre. La femme arrive et alors il parle : identité et différence de soi et de l'autre, parole sur le corps propre, trois catégories du temps. L'homme reconnaît, annonce et fait le récit de la femme et de lui-même. (…) Par son altérité radicale, le féminin introduit une sorte d'inquiétante étrangeté, permettant l'engagement dans un projet, dans un au-delà de soi, une possibilité sur laquelle aucune emprise ne sera jamais possible : modalité d'existence que nous appelons "caresse" ».

« L'homme a été formé. La femme bâtie. Asymétrie de leur origine. Pas d'androgynie », propose Marie Balmary qui rappelle la place des pôles féminin et masculin alors que le parcours

---

60 In « Méditations érotiques ». Ed. Ballant. 1992.

61 In « Le sacrifice interdit ». Ed. Grasset. 1986.

médical agglutine deux individus en terme de couple accolés en réservoir à gamètes.

La différenciation de soi au semblable par l'autre, est une opération qui s'effectue dans la temporisation qui sépare pour reconnaître, se reconnaître et en faire le récit.

Dans notre mythe fondateur, la femme est proposée comme naissance du temps, elle est signifiant de différenciation qui tire l'homme de son enfance. Il l'inscrit comme d'essence symbolique, lui donnant la capacité fertile d'introduire le nom du père.

Les mythes proposent, par l'alliance avec « le divin »», une présence triangulatoire de l'autre. Elle met en acte la nécessité de la distanciation/ dépossession face à une relation duelle inféconde. Dans le mythe biblique, Saraï devient Sarah, n'appartient plus à celui qui devient Abraham et reçoit le souffle de vie, symbolisé par le « h », qui la rend féconde. Circoncision comme métaphore du manque.

La présence structurante de la métaphore, dessinant le jeu d'ombre et de lumière autour du manque, émerge historiquement de façon conjointe à la liberté de l'imagination féminine. Pénombre comme pénétration de l'ombre.

C'est donc de la question de l'autre dont il s'agit dans les rapports de sexe qui cadrent le lien entre métaphore paternelle et imagination-fécondité.

Se noue dans la question de l'autre le désir et la fécondité par un érotisme dialectique qui est l'antithèse de la volonté de maîtrise.

Cette reconnaissance permet d'aller du passé au futur, conjuguant la femme au présent et inscrivant son fruit dans un troisième temps.

Or, dans une société qui se paranoïse en brouillant les artifices de la loi et du nom du père, coupant ainsi le lien social d'une transmission symbolique et de l'éclosion de l'imaginaire, sont rejetées l'altérité et la différenciation représentée par le sexe féminin. Féminin et Nature sont assimilés dans une volonté de maîtrise.

Lorsque la métaphore disparaît, la différence s'efface, la dimension poétique de la femme et du rapport des sexes s'éteint : glaciation et stérilité.

Cette infertilité de l'imaginaire conduit à une stérilisation symbolique puis sociale.

Il est à craindre que, de cette affibulation symbolique, les lèvres que l'on clôt taisent le nom du père puis celui de l'homme.

Axe du temps et généalogie

L'ordre de la filiation régule les rapports entre humains vis-à-vis de l'amour, de la sexualité et du temps. Pierre Legendre[62] qui croise les fondements de l'ordre juridique et ceux de la psychanalyse pose que l'interdit de l'inceste supporte le questionnement fondamental et la reproduction du désir. Il analyse comment l'ordre du symbolique, à travers « le montage juridique » est transmis à travers la généalogie.

C'est pour l'inscrire au quotidien que le registre du juridique opère et que bousculent les technologies de procréation lorsque, dans les premières années de la FIV, une femme fut inséminée par le sperme de son gendre : à la fois mère et grand-mère, son inceste fut couvert par le «don d'amour» pour sa fille stérile ; viol de l'ordre généalogique et de l'axe du temps. Confiscation de la transmission.

Le discours clos, sans faille, c'est-à-dire sans métaphore du manque, du discours médico-scientifique induit une confusion des points de repères structurants et un dé-tissage de la trame symbolique du lien social.

62 Pierre Legendre. « L'inestimable objet de la transmission ». Fayard 1985.

Le discours de maîtrise dans sa volonté de capter l'ultime inaccessible, le temps, amène à une remise en cause de l'ordre généalogique de la transmission de la vie. Par le détissage de l'ordre de la filiation, nous risquons de dériver vers une plate simplification de ce qui produit la vie, captation qui clôt le questionnement.

L'état des connaissances sur l'embryon : Succinct et controversé

Nous avons vu que le cortex scientifique et culturel dans sa volonté de maîtrise porte en lui le germe de l'infertilité. La congélation vient ainsi comme paroxysme de la maîtrise scientifique qui s'accapare le vivant lui-même. Elle est source de souffrances pour les couples infertiles dont on « tire » de la vie pour la leur retirer et se l'accaparer à travers un alibi de convenance.

Mais si la FIV est mondialisée, l'option congélation ne fait pas l'unanimité dans tous les pays dont certains comme l'Allemagne, la Suisse, la Suède et l'Italie l'interdisent.

La littérature scientifique sur la congélation est controversée et divisée entre le camp de ceux qui sont impliqués dans la recherche et pour qui l'embryon congelé ne développe aucunes séquelles et ceux qui présentent un contre-point mettant au contraire en avant des résultats d'observation sur les malformations.

Ainsi, la synthèse de Stéphanie Charlot-Desmichelle observe-t-elle :

« Il est vrai[63] *que les embryons ne survivent pas tous à la congélation/ décongélation et que ceux qui y réussissent ont moins de chance de se fixer dans l'utérus que les embryons non congelés ».*

---

63 Stephanie Charlot-Desmichelle. In « La congélation d'embryons ». Novembre 2003.

La congélation /décongélation des embryons aurait des conséquences qui modifieraient le processus de développement du fœtus. Ainsi, le fœtus subirait une altération cellulaire avec une modification de la chromatine, une inactivation enzymatique et de multiples lésions du cytosquelette.[64]

« Aujourd'hui en France, il y a un nombre important d'embryons congelés car ceux-ci doivent être conservés et qu'il en arrive tous les jours de nouveaux[65] *».*

Par ailleurs, la difficulté réside dans le fait que la connaissance sur l'embryon soit balbutiante et semble reposer sur des hypothèses. C'est l'analyse que fait Jacques-Jean Rosenberg[66] démontrant l'indistinction entre le pré-embryon et l'embryon ainsi que le caractère indécomposable de l'individualité bio-psychique de l'embryon.

Il souligne que les trois arguments habituels donnés par le discours scientifique de la non humanité de l'embryon que sont la discontinuité des phases de développement, sa potentialité, et son identité visent à prouver que l'on ne porte pas ainsi atteinte à une personne réelle mais à un pré-embryon.

Ainsi, la notion de pré-embryon est-elle forgée par Anne MacLaren en 1986 et rend compte du fait que la ligne primitive précurseur de la plaque neurale n'est pas apparente avant le quatorzième jour (date retenue par la commission

---

64 « Le développement de l'embryon congelé » http ://perso.Wanadoo.fr/le-développement-de-l'embryon-congelé-htm.

65 « 4 000 000 d'embryons au frigo », http ://www.sciencepresse.qc.ca. Archives/2003/man120503.html

66 Jacques-Jean Rozenberg. « L'individualité bio-psychique de l'embryon. Le débat éthique concernant la création d'embryons sans finalité procréative ». P.U.F. Cités 2006/4-N28.

Warnock). Elle développe que la réalité future de l'embryon est différente de celle du pré-embryon car il comprend des structures qui ne se retrouveront pas dans l'embryon final.

Or, les premières différenciations cellulaires ne proviennent pas uniquement de l'embryon mais aussi d'une série d'interactions avec les mécanismes physiologiques maternels. Ces distinctions basées sur la neurogénèse servent de justificatifs pour les recherches sur le pré-embryon sous prétexte qu'il posséderait une nature ontologique différente de l'embryon.

Ceci est contestable selon J.J. Rosenberg car l'apparition de la crête primitive a été exagérée parce que c'est seulement un phénomène transitoire.

Or, selon lui, l'essentiel du potentiel humain existe entre le deuxième et le troisième jour de fécondation.

De plus, le développement de la réalité embryonnaire ne permet pas de distinction entre le pré-embryon et l'embryon car la transition d'un stade à un autre est trop progressive ; chaque stade n'émerge qu'à partir de la réalisation complète du stade précédent et les défauts de régulation se répercutent sur les stades postérieurs. C'est l'ensemble global formé par l'embryon et le pré-embryon qui se trouve à l'origine de l'individualité humaine.

Le découpage artificiel d'un devenir embryonnaire continué ne saurait justifier la destruction d'organismes précoces du fait du caractère indécomposable de l'individualité bio-psychique en développement.

Par ailleurs, la légitimité d'expériences repose sur l'affirmation de la discontinuité des stades de développement perçus comme qualitativement différents.

Ainsi, l'identité de la personne humaine interviendrait à un stade déterminé du développement embryonnaire, à partir du développement mental, suite à une complexification des structures cérébrales. La vie humaine serait alors identifiée à une vie cérébrale, comme la mort de l'homme est identifiée à son cerveau.

La notion de personne est psychologique et juridique, celle d'organisme humain est biologique.

Pour certains, la notion de personne implique un continuum psychique incluant la capacité de liaison (*connectedness*) à autrui, ou d'intersubjectivité. L'approche bioéthique du «droit à la vie» se réfère toujours aux capacités cognitives de l'individu. Pourtant, on est en droit de poser qu'aucune législation ne peut statuer sur la vie d'un individu. Toute recherche embryologique repose toujours sur des préoccupations personnelles ou idéologiques du chercheur exprimant ainsi une certaine attente.

Or, l'ensemble des positions théoriques restent extérieures à la réalité embryonnaire elle-même. Affirmer ou nier que l'embryon possède une individualité humaine procède d'une vision embryonnaire in vitro.

Depuis 1990, date à laquelle la Grande-Bretagne a autorisé la recherche sur l'embryon avant le quatorzième jour, personne ne peut prouver des différences entre un embryon avant le quatorzième jour et un embryon après. Lorsqu'un biologiste ou un législateur décide qu'un embryon n'est pas légalement un être humain à tel ou tel stade, ils projettent sur lui des critères qui n'appartiennent pas à l'embryon. Le discours bio-médical s'est constitué à partir d'une telle extériorité. Il existe une tension entre le souci épistémologique et la tendance sui-référentielle du législateur et du biologiste.

Jacques-Jean Rosenberg conclut en posant que la conscience d'une telle tension montre l'impossibilité de définir des stades d'humanité de l'être en développement en dehors d'une théorie de l'homme qui sous-tend les enjeux éthiques de la recherche sur l'embryon et de sa création à des fins thérapeutiques.

Face à ce nouvel éclairage, l'on constate que l'état de la connaissance de l'embryon est mince (ce qui pour certains légitime la recherche sur l'embryon).

Au demeurant, l'on peut considérer que la congélation d'embryon n'est pas une fatalité, bien que présentée comme un état de fait dans certains pays comme la France.

Principe de précaution

Dans le champ de la psychanalyse, la congélation est aussi sujet à caution :

« En validant [67] *la congélation des embryons humains en 1994, le droit s'est engagé dans une impasse… La preuve en est que l'autorisation d'utiliser des embryons excédentaires pour la recherche (…) tourne maintenant à une quasi-production d'embryon, la conservation pour les couples devenant bien souvent un alibi pour «l'accueil» [d'embryons] pour la recherche ».*

Outre les effets de la congélation sur l'état physiologique de l'embryon, c'est le don d'embryon rendu possible par la décongélation qui pose problème sur un plan psycho-juridique : en effet, l'accueil d'embryon est une adoption, la mère accouchant n'étant pas la mère génétique et «la mère toujours certaine» du droit romain n'a plus cours :

« L'adoption qu'est l'accueil d'embryon (est un) dispositif opaque et risqué qui ne tient que grâce à des mensonges… Il s'agit dans cet artifice d'un vol pur et simple : celui d'une pièce maîtresse de l'histoire de ces futurs enfants ».[68]

Tout comme les patients cités plus haut, G. Delaisi de Parceval évoque l'éventualité de rencontres incestueuses entre consanguins qui s'ignorent, *« frères et sœurs génétiques »* élevés dans des familles différentes.

---

67 Geneviève Delaisi de Parceval. « Famille à tout prix » Seuil. 2008.

68 *Idem.*

Si la FIV est devenue un phénomène mondial, banalisé, répondant à une infertilité sociologique plus encore que physiologique, la congélation mérite cependant un temps d'analyse pour poser au moins un principe de précaution. C'est l'avis de plus de quatre mille internautes s'étant positionnés lors des états généraux de la bioéthique en 2009 (accessible sur Internet) dont une part s'affirme contre la congélation. Par ailleurs, plus de deux mille trois cents internautes souhaiteraient que la recherche s'axe sur les cellules souches et non embryonnaires.

Le thème de « l'humanité de l'embryon dès la conception » allant de pair avec «le respect» qu'il impose est récurrent et très majoritaire :

« Dès la fécondation, l'humain existe et a d'autant plus le droit d'être accepté qu'il est fragile ».

Certains internautes seraient favorables à un statut de l'embryon, sans pour autant, et c'est la très bonne nouvelle du bilan de cette consultation, remettre en cause l'IVG :

« Adopter une position permettant de donner un statut à l'embryon sans revenir sur l'IVG ».

En effet, il est probable que les débats éthiques concernant le statut de l'embryon aient été freinés par la crainte d'un retour en arrière sur l'acquis de l'IVG.

C'est au contraire la surprise en constatant cette percée théorique produite par de nombreux citoyens affirmant le sentiment du respect de la vie dès la conception et le maintien de la possibilité de ne pouvoir l'assumer à travers l'IVG. Il est étonnant de lire la courageuse déclaration d'un homme d'église s'opposant à la manipulation de l'embryon mais considérant l'IVG comme *« l'issue dramatique d'une situation douloureuse, il en résulte un traumatisme qui invite au respect des personnes qui sont d'abord des victimes ».*

Cette brèche enfin ouverte pour un débat démocratique et dépassionné ouvre sur une réflexion d'ordre juridique sur le statut de l'embryon dans lequel on dépasserait le cadre du droit romain classifiant en personnes ou en choses.

La suppression de la vie humaine à travers la destruction d'embryon ouvre sur un autre thème récurrent qu'est celui de l'eugénisme :

« Pour détruire une société et en installer une autre (totalitarisme) on s'attaque à ses valeurs mères : la défense du plus faible, la dignité de toute vie humaine, l'interdiction de tuer ».

Ces forums des États Généraux de la Bioéthique en 2009 ont démontré qu'une évolution de la représentation de l'embryon s'est fait jour, visant à lui donner un statut, sans pour autant revenir sur l'acquis de l'IVG préservé comme droit des femmes de ne pas assumer un enfant à tel moment de leur vie. Ceci dénote un changement des mentalités et permet de sortir de l'impasse opposant statut de l'embryon et droit à l'IVG.

Par ailleurs, une évolution de la médecine in utéro a démontré que le fœtus perçoit très tôt le monde qui l'entoure. Les découvertes sont récentes et il est encore trop tôt pour qu'effleure la question de la naissance de la conscience de l'être humain.

A quel moment du développement d'un être se situe-t-elle ? Les patients en protocole de FIV se posent la question.

Peut-on fonctionner unilatéralement sur la certitude qu'il n'y a rien et qu'un embryon n'est qu'« un tas de cellules » parce que les premiers éléments du système nerveux n'apparaissent qu'au quatorzième jour ? Cette certitude sans interrogation permet la manipulation aveugle et légitimée de l'embryon.

Cependant, la question de la conscience n'est pas décelable matériellement et il faudrait une nouvelle aperception et approche de l'embryon pour définir des connaissances autres que la constatation de mécanismes vitaux.

De plus, il existe de gigantesques stocks d'embryons congelés (400 000 en 2003, seulement en France) et il en arrive tous les jours de nouveaux.

En plus des raisons qui poussent notre contexte médico-scientifique à aboutir à la congélation, on doit s'interroger sur l'existence de ces stocks d'humanité en suspend.

Cette question ne doit plus être passée sous silence et n'être que dans les mains de la science ; elle doit faire l'œuvre d'un débat de société.

Alors que nous devons faire face à de multiples dangers dans la « crise » que nous traversons, émergent de toutes parts des forces vives. Si dans son essence même, la volonté de maîtrise d'un certain discours scientifique peut avoir des conséquences sur l'épuisement du souffle ontologique de l'humanité, son développement est intrinsèquement lié au système politico-économique industriel qui devient un danger pour chacun.

Comment pourrions-nous créer, alors que de plus en plus de citoyens ne peuvent plus produire et perdent ainsi un souffle ou une légitimité pour se reproduire?

La crise économique n'est qu'un paravent profitant à un petit nombre (les richesses sont concentrées par 1% de la population mondiale). C'est plutôt d'une crise de légitimité des rapports de production et des institutions qui les supportent dont il s'agit. Les rapports de production montrent la face hideuse de leur pourrissement à travers les provocations perverses qui mettent en danger les individus dans leur survie. Cette crise n'est que la face émergée de l'iceberg, le symptôme manifesté d'un mal plus profond qui est celui d'une faillite de la pensée occidentale mondialisée.

Edgar Morin[69] qualifie la pensée occidentale de *« parcellisée, compartimentée, mécaniste, disjonctive, réductionniste,*

[69] Edgar Morin. « Vers l'abîme? ». *Les Cahiers de l'Herne*. 2007.

(qui) brise le complexe du monde en fragments disjoints, fractionne les problèmes, sépare ce qui lié, unidimensionnalise le multidimensionnel. C'est une intelligence (...) aveugle. Elle détruit dans l'œuf toutes les possibilités de compréhension et de réflexion, éliminent ainsi toutes les chances d'un jugement correctif ou d'une vue à long terme. Ainsi, plus les problèmes deviennent multidimensionnels, plus il y a incapacité à penser leur multidimensionnalité ; plus progresse la crise, plus les problèmes deviennent planétaires, plus ils deviennent impensés. Incapable d'envisager le contexte et le complexe planétaire, l'intelligence aveugle rend inconscient et irresponsable. Elle est devenue mortifère. »

La pression économique en jouant sur la peur du lendemain, après avoir tétanisé, réveille cependant les consciences.

Une mobilisation se fait jour, les revendications ne portant plus seulement sur les conditions de travail mais sur le droit au travail lui-même.

Cette crise institutionnelle complexifie les rapports sociaux et donc les rapports de couples. Mais elle est annonciatrice de changements inévitables et souhaitables : notre société est en mutation.

L'acception du mot travail doit se rapprocher d'avantage du sens, d'une création utile et bénéfique pour l'ensemble de la société et pour soi-même.

Face à la morcellisation de travail induisant une perte de l'identité et des capacités créatrices, la production doit redevenir en priorité celle du sens, être liée à la reproduction du phénomène de pensée et à la reproduction humaine.

Pour cela Edgar Morin propose :

« L'identité terrienne et anthropolitique ne sauraient être conçue sans une pensée capable de relier les notions disjointes et les savoirs compartimentés. (...) Il faut associer les éléments du global dans une articulation organisatrice complexe, il faut contextualiser ce global lui-même. La réforme de pensée nécessaire est celle qui générera une pensée du contexte et du complexe ».

Au sein même du corpus scientifique, différents courants de pensée divergent et une extraordinaire palette d'instruments pour comprendre le vivant s'offrent à nous.

Nous éloignant de la pensée unique, les diverses pratiques médicales alternatives, le travail sur l'inconscient peuvent se tisser avec les médecines scientifiques, si tant est qu'une pensée holistique soit posée sur l'être humain. S'arrachant à un monde qu'on nous impose comme prosaïque, nous pouvons créer une alternative :

« Le déferlement de l'hyper-prose, c'est le déferlement d'un mode de vie monétarisé, chronométré, parcellarisé, compartimenté, atomisé, et pas seulement d'un mode de vie mais aussi d'un mode de pensée. (...) Ceci crée « la nécessité d'une hyper-poésie. » dit Edgar Morin.[70]

Nous parlons enfin d'urgence écologique mais il en va de même de l'urgence humaine sur le plan économique et ontologique.

Une prise de conscience sans catastrophisme permet de voir qu'un autre monde est possible si nous nous réapproprions les modes de penser, de produire et de nous reproduire.

---

70 Edgar Morin. « Amour, poésie, sagesse ». Edition du Seuil. 1997.

Table des matières

Psycho - logiques

Collection fondée par Philippe Brenot
et dirigée par Alain Brun

Sans exclusives ni frontières, les logiques président au fonctionnement psychique comme à la vie relationnelle. Toutes les pratiques, toutes les écoles ont leur place dans Psycho - logiques.

Dernières parutions

Patrick PIPET, *Sauter une classe, Entre mythe social et faille narcissique*, 2010.
Jean CASSANAS, *Les descriptions du processus thérapeutique*, 2010.
Michel LEMONNIER, *Le Psychologue du travail. Un agent du changement dans la société*, 2010.
Samuel GONZALES-PUELL, *L'Approche thérapeutique des déficiences intellectuelles sévères et profondes. Perspectives institutionnelles*, 2010.
Huguette CAGLAR, *Les familles monoparentales*, 2010.
Frédéric BRISSAUD, *Pour un renouveau de la psychothérapie. Mutations*, 2010.
Ahmed CHANNOUF, *Les freins invisibles à l'égalité des chances*, 2010.
Pascal COULON, *Les groupes d'entraide. Une thérapie contemporaine*, 2009.
Samuel GONZALES PUELL, *Comprendre les déficiences intellectuelles sévères et profondes. Approche diagnostique et évolutive à l'âge adulte*, 2009.
Claire METZ, *Absence du père et séparations*, 2009.
Charlotte MARCILHACY, *Productions graphiques et clinique infantile*, 2009.
Lucien TENENBAUM, *La dépression, une épreuve moderne*, 2009.
Luc VANDEN DRIESSCHE, *L'enfant parallèle*, 2009.
Serge BAUMGARTEN, *L'enfant porte-symptôme*, 2008.
Pierre MANNONI, *Psychopathologie de la vie collective*, 2008.
Alain BRUN, *L'échelle d'intelligence de Wechsler. Interprétation clinique et psychopathologique*, 2008.

L'HARMATTAN, ITALIA
Via Degli Artisti 15 ; 10124 Torino

L'HARMATTAN HONGRIE
Könyvesbolt ; Kossuth L. u. 14-16
1053 Budapest

L'HARMATTAN BURKINA FASO
Rue 15.167 Route du Pô Patte d'oie
12 BP 226
Ouagadougou 12
(00226) 76 59 79 86

ESPACE L'HARMATTAN KINSHASA
Faculté des Sciences Sociales,
Politiques et Administratives
BP243, KIN XI ; Université de Kinshasa

L'HARMATTAN GUINÉE
Almamya Rue KA 028
En face du restaurant le cèdre
OKB agency BP 3470 Conakry
(00224) 60 20 85 08
harmattanguinee@yahoo.fr

L'HARMATTAN CÔTE D'IVOIRE
M. Etien N'dah Ahmon
Résidence Karl / cité des arts
Abidjan-Cocody 03 BP 1588 Abidjan 03
(00225) 05 77 87 31

L'HARMATTAN MAURITANIE
Espace El Kettab du livre francophone
N° 472 avenue Palais des Congrès
BP 316 Nouakchott
(00222) 63 25 980

L'HARMATTAN CAMEROUN
BP 11486
(00237) 458 67 00
(00237) 976 61 66